Target Volume Delineation and Field Setup

A Practical Guide for Conformal and Intensity-Modulated Radiation Therapy

肿瘤放射治疗靶区勾画与射野设置

适形及调强放射治疗实用指南

主　编　〔美〕南希·李　陆嘉德

主　译　章　真　傅　深

天津出版传媒集团

天津科技翻译出版有限公司

著作权合同登记号:图字 02-2013-135

图书在版编目(CIP)数据

肿瘤放射治疗靶区勾画与射野设置:适形及调强放射治疗实用指南/(美)李(Lee,N.),陆嘉德主编;章真等译. —天津:天津科技翻译出版有限公司,2014.9

书名原文:Target Volume Delineation and Field Setup:A Practical Guide for Conformal and Intensity-Modulated Radiation Therapy

ISBN 978-7-5433-3398-7

Ⅰ.①肿… Ⅱ.①李… ②陆… ③章… Ⅲ.①肿瘤-放射治疗学 Ⅳ.①R730.55

中国版本图书馆 CIP 数据核字(2014)第 117366 号

Translation from English language edition:
Target Volume Delineation and Field Setup:A Practical Guide for Conformal and Intensity-Modulated Radiation Therapy by Nancy Y. Lee, Jiade J. Lu.
Copyright © 2013 Springer Berlin Heidelberg
Springer Berlin Heidelberg is a part of Springer Science + Bussiness Media
All Rights Reserved

中文简体字版权属于天津科技翻译出版有限公司。

授权单位:Springer-Verlag GmbH
出　版:天津科技翻译出版有限公司
出 版 人:刘 庆
地　址:天津市南开区白堤路 244 号
邮政编码:300192
电　话:022-87894896
传　真:022-87895650
网　址:www.tsttpc.com
印　刷:山东鸿君杰文化发展有限公司
发　行:全国新华书店
版本记录:787×1092　16 开本　19.5 印张　200 千字
　　　　　　2014 年 9 月第 1 版　2014 年 9 月第 1 次印刷
　　　　　　定价:98.00 元

(如发现印装问题,可与出版社调换)

译者名单

主　译

章　真（复旦大学附属肿瘤医院）

傅　深（上海市质子重离子医院、复旦大学附属肿瘤医院）

译者名单（按拼音字母排序）

蔡　钢（复旦大学附属肿瘤医院）

孔　琳（上海市质子重离子医院、复旦大学附属肿瘤医院）

李桂超（复旦大学附属肿瘤医院）

欧　丹（复旦大学附属肿瘤医院）

欧晓敏（复旦大学附属肿瘤医院）

沈春英（复旦大学附属肿瘤医院）

孙文洁（复旦大学附属肿瘤医院）

杨昭志（复旦大学附属肿瘤医院）

俞晓立（复旦大学附属肿瘤医院）

章　青（上海市质子重离子医院）

赵快乐（复旦大学附属肿瘤医院）

编者名单

Editors

Nancy Y. Lee(南希·李)

Department of Radiation Oncology, Memorial Sloan-Kettering Cancer Center, New York, NY, USA

Jiade J. Lu(陆嘉德)

上海市质子重离子医院

Authors

Quynh-Thu Le

Department of Radiation Oncology, Stanford University, Stanford, CA, USA

Brian O'Sullivan

Department of Radiation Oncology, University of Toronto, Princess Margaret Hospital, Toronto, ON, Canada

Ian Poon

Sunnybrook Odette Cancer Center, University of Toronto, Ontario, Canada

Nadeem Riaz

Department of Radiation Oncology, Memorial Sloan-Kettering Cancer Center, New York, NY, USA

Kenneth Hu

Beth Israel Medical Center, Albert Einstein College of Medicine, New York, NY, USA

Oren Cahlon

Princeton Radiation Oncology, Princeton, NJ, USA

Gaorav P. Gupta

Department of Radiation Oncology, Memorial Sloan-Kettering Cancer Center, New York, NY, USA

Keith Unger
Department of Radiation Medicine, Georgetown University Hospital, Washington, DC, USA

Allen Chen
Department of Radiation Oncology, UC Davis Comprehensive Cancer Center, Sacramento, CA, USA

Daniel Spratt
Department of Radiation Oncology, Memorial Sloan-Kettering Cancer Center, New York, NY, USA

Ruben Cabanillas
Department of Otorhinolaryngology, Hospital Universitario Central de Asturias, and Instituto Universitario de Oncología del Principado de Asturias, Oviedo, Spain

Ivan W.K. Tham
Department of Radiation Oncology, National University Cancer Institute, National University Health System, Singapore

Shyam S.D. Rao
Department of Radiation Oncology, Memorial Sloan-Kettering Cancer Center, New York, NY, USA

Robert L. Foote
Department of Radiation Oncology, Mayo Clinic College of Medicine, Rochester, MN, USA

Shannon M. MacDonald
Department of Radiation Oncology, Massachusetts General Hospital, Harvard Medical School, Boston, MA, USA

Brian Napolitano
Department of Radiation Oncology, Massachusetts General Hospital, Harvard Medical School, Boston, MA, USA

Alice Ho
Department of Radiation Oncology, Memorial Sloan-Kettering Cancer Center, New York, NY, USA

Simon N. Powell
Department of Radiation Oncology, Memorial Sloan-Kettering Cancer Center, New York, NY, USA

Daniel R. Gomez
Department of Radiation Oncology, University of Texas MD Anderson Cancer Center, Houston, TX, USA

Zhongxing Liao
Department of Radiation Oncology, University of Texas MD Anderson Cancer Center, Houston, TX, USA

Steven H. Lin
Department of Radiation Oncology, University of Texas MD Anderson Cancer Center, Houston, TX, USA

Stephen Bilton
Department of Radiation Oncology, University of Texas MD Anderson Cancer Center, Houston, TX, USA

Jeremy Tey
Department of Radiation Oncology, National University Cancer Institute, National University Health System, Singapore

Karyn A.Goodman
Department of Radiation Oncology, Memorial Sloan-Kettering Cancer Center, New York, NY, USA

Michael R. Folkert
Department of Radiation Oncology, Memorial Sloan-Kettering Cancer Center, New York, NY, USA

Jason Chia-Hsien Cheng
Division of Radiation Oncology, Department of Oncology, National Taiwan University Hospital and Graduate Institute of Oncology, National Taiwan University College of Medicine, Taipei, Taiwan, ROC

Che-Yu Hsu
Division of Radiation Oncology, Department of Oncology, National Taiwan University Hospital, Taipei, Taiwan, ROC

Sameh A. Hashem
Radiation Medicine Program, Princess Margaret Hospital, Department of Radiation Oncology, University of Toronto, Toronto, ON, Canada

Laura A. Dawson
Radiation Medicine Program, Princess Margaret Hospital, Department of Radiation Oncology, University of Toronto, Toronto, ON, Canada

Joey G. Bazan
Department of Radiation Oncology, Stanford University, Stanford, CA, USA

Albert C. Koong
Department of Radiation Oncology, Stanford University, Stanford, CA, USA

Daniel T. Chang
Department of Radiation Oncology, Stanford University, Stanford, CA, USA

Arno J. Mundt
Department of Radiation Medicine and Applied Sciences, University of California San Diego, La Jolla, CA, USA

Catheryn Yashar
Department of Radiation Medicine and Applied Sciences, University of California San Diego, La Jolla, CA, USA

Loren K. Mell
Department of Radiation Medicine and Applied Sciences, University of California San Diego, La Jolla, CA, USA

Neil Desai
Department of Radiation Oncology, Memorial Sloan–Kettering Cancer Center, New York, NY, USA

Michael Zelefksy
Department of Radiation Oncology, Memorial Sloan–Kettering Cancer Center, New York, NY, USA

Dayssy A. Diaz
Department of Radiation Oncology, Sylvester Comprehensive Cancer Center, University of Miami, Miller School of Medicine, Miami, FL, USA

Alan Pollack
Department of Radiation Oncology, Sylvester Comprehensive Cancer Center, University of Miami, Miller School of Medicine, Miami, FL, USA

Matthew C. Abramowitz
Department of Radiation Oncology, Sylvester Comprehensive Cancer Center, University of Miami, Miller School of Medicine, Miami, FL, USA

David C. Weksberg
Department of Radiation Oncology, University of Texas MD Anderson Cancer Center, Houston, TX, USA

Eric L. Chang
Department of Radiation Oncology, University of Southern California Keck School of Medicine, Norris Cancer Hospital, Los Angeles, CA, USA

Sheen Cherian
Department of Radiation Oncology, Rose Ella Burkhardt Brain Tumor and Neuro-oncology Center, Cleveland Clinic Taussig Cancer Institute, Cleveland, OH, USA

Samuel T, Chao
Department of Radiation Oncology, Rose Ella Burkhardt Brain Tumor and Neuro-oncology Center, Cleveland Clinic Taussig Cancer Institute, Cleveland, OH, USA

Erin S. Murphy
Department of Radiation Oncology, Rose Ella Burkhardt Brain Tumor and Neuro-oncology Center, Cleveland Clinic Taussig Cancer Institute, Cleveland, OH, USA

John H. Suh
Department of Radiation Oncology, Rose Ella Burkhardt Brain Tumor and Neuro-oncology Center, Cleveland Clinic Taussig Cancer Institute, Cleveland, OH, USA

Harold C. Agbahiwe
Department of Radiation Oncology and Molecular Radiation Sciences, Johns Hopkins University School of Medicine, Baltimore, MD, USA

Stephanie A. Terezakis
Department of Radiation Oncology and Molecular Radiation Sciences, Johns Hopkins University School of Medicine, Baltimore, MD, USA

Colleen Dickie
Department of Radiation Oncology, University of Toronto, Princess Margaret Hospital, Toronto, ON, Canada

Arthur K. Liu
Department of Radiation Oncology, University of Colorado Denver, Aurora, CO, USA

Arnold C. Paulino
Department of Radiation Oncology, Weill Cornell Medical College, New York, NY, USA
Department of Radiation Oncology, The Methodist Hospital, Houston, TX, USA
Department of Pediatrics, Baylor College of Medicine, Houston, TX, USA

Jeffrey C. Buchsbaum
Department of Radiation Oncology, IU School of Medicine, Riley Hospital for Children, IU Health Proton Therapy Center, Bloomington, IN, USA
Department of Pediatrics, IU School of Medicine, Riley Hospital for Children, Indianapolis, IN, USA
Department of Neurological Surgery, IU School of Medicine, Indianapolis, IN, USA

中文版序言

  2011年筹划本书英文版编写之时，调强适形放射治疗(IMRT)在诸多常见肿瘤的治疗中已具举足轻重的位置。然而，长期以来业界对大多数肿瘤的临床靶区(CTV)勾画的标准却无定论，当时也缺乏一册具有实用性和可操作性的指导性参考书籍。许多初学IMRT者，尤其是接受培训的年轻医生，在实践中常有"无从着手"的感觉。即使是对于CT引导下的三维适形治疗(3D-CRT)较为熟悉的专科医生，在使用IMRT治疗复杂肿瘤(比如头颈部鳞癌)时，也不免对CTV勾画的细节颇有疑惑。有关放疗专科医师对CTV勾画的一致性和可重复性研究结果也一致显示，专科医生对同一患者的CTV勾画结果也常各不相同。可见，精确放射治疗中最为重要的CTV勾画环节，在临床实践中存在较大的不确定性。然而，可供参考的相关书籍，或仅提供了靶区勾画的粗略的概念性知识，或涵盖局限，仅提供数帧计划CT的图像作为示意，并无系统性和具体化的指导作用。美国放射治疗研究协作组(RTOG)提供的IMRT靶区勾画内容，当时也仅局限于两种疾病。

  虽经已有近十年的临床应用，但业界仍缺少一册有系统的、覆盖全面的、可操作性强的CTV靶区勾画的参考书。本书的两位主编，缘于希望能切实有效地帮助临床医生学习和使用IMRT这一精确放射治疗技术，于2011年美国肿瘤放射治疗学年会(ASTRO)召开期间，同欧洲Springer出版集团医学部总编共同决定，出版这一指南性书籍。本书编写中获得了纽约Sloan-Kettering纪念医院、新加坡国立大学、圣地亚哥加州大学医学中心和德州MD Anderson等院校的癌症中心诸多资深专家的大力协助。各章节作者在内容上做到尽量全面，模拟了大部分常见肿瘤治疗中实际CTV勾画的场景。为了保证知识的完整性，对于某些确实无需使用IMRT治疗的疾病(如蕈样霉菌病和多发性脑转移)，也提供了射野设置的具体指导。

  本册指南在欧美出版后，获得了同道的大力支持。面世一年余，英文纸质和电子版的发行量就超过了17 000册，位居Springer出版集团医学书籍的前列。虽然IMRT在中国开展的时间稍晚于美国，但普及广泛且发展速度迅猛。然而，在针对中国肿瘤学书籍的调研后发现，中国同样缺乏具有实用性、可操作性和具有指导意义的类似参考书籍。因此，本指南的两位主编在Springer出版集团的支持下，决定出版中文版以便国际同行间的交流。

  本指南英文原版的编写和出版，得益于受邀作者和出版社同仁的努力，得以在短短一年左右即完成了筹划、专家邀请、写稿、审稿、定稿和出版。效率虽高，但缘于时间所限，编写中不免存在诸多瑕疵。而此次中文翻译版的准备中，经章真和傅深两位中国肿瘤放疗界卓有造诣的专家指导，协同复旦大学附属肿瘤医院和上海市质子重离子医院精英团队的努力，对原版书中的部分不确切之处予以更正。本指南中文版翻译效率和质量之高，体现了国内专家的知识深广和工作态度之严谨。谨此特别向参与本书原著编写和为本书中文版的翻译所努力的专家深表感激之意。

　　本指南中文版翻译成稿之时，正值本人有幸回国参与上海市质子重离子医院（暨复旦大学肿瘤医院质子重离子中心）的建设，期盼与国内精英共同努力，为癌症患者付出一己绵薄之力。若本书对中国放射治疗界有些许助益，本人与所有参与编著和翻译的同道都将感到十分荣幸。

　　指南类书籍，须强调实用性和可操作性，以便于读者的临床应用。本指南策划的初旨，因需考虑读者临床使用中的便捷，刻意回避了 CTV 勾画的理论基础和依据。需要强调的是，肿瘤部位的解剖结构，尤其是淋巴引流的解剖学知识，对 CTV 的制定尤为重要。有鉴于此，本书的两位主编决定并已发起了《调强及三维适形放射治疗靶区勾画》(*Target Volume Delineation for Conformal and Intensity–Modulated Radiation Therapy*) 一书，对上述理论知识基础予以详述。该书目前已完成编写，并将作为 Springer 出版集团的《放射医学：肿瘤放射治疗学》丛书（丛书主编：Luther W. Brady、陆嘉德、Stephanie Combs）的 2014 年重要项目出版。本指南的实用性，结合《调强及三维适形放射治疗靶区勾画》一书的理论性和知识性，以理论联系实践，相信更可使学习达到事半功倍的效果。

陆嘉德

2014 年 7 月 7 日于上海

中文版前言

　　靶区的准确勾画是确保精确放疗，精确实施的先决条件。随着调强三维适形放疗在临床上的广泛应用，对靶区定义的精确度要求更凸显其重要性，这也直接关系到临床肿瘤放射治疗的疗效和患者的生活质量。由于临床经验以及对解剖、靶区认识的差异，不同放射治疗医师勾画的靶区常有一定的差别，人为因素的影响较大，因此，如何提高放射治疗靶区勾画的准确性并减少主观因素引起的靶区勾画偏差，已成为众多放射治疗专家关注的热点。

　　为了进一步规范靶区勾画范围，本译文参考国外临床研究文献依据，通过文字表述，并借助大量具有说服力的 CT 图像，为读者展示了临床常见肿瘤调强放疗靶区勾画的范围，对于规范临床放射治疗靶区勾画具有一定的指导意义。

　　此书翻译时间较短，书中难免有不妥和错误之处，敬请广大读者批评指正。

　　本书在编译过程中，受到原书主编陆嘉德教授的大力支持和帮助，在此表示由衷的感谢。

章真　傅深

2014.4.26

目　录

第 1 章

鼻咽癌

Nancy Y. Lee, Quynh-Thu Le, Brian O'Sullivan, Jiade J. Lu

靶区设计与勾画基本原则

- 调强适形放射治疗(intensity-modulated radiation therapy, IMRT)是鼻咽癌精确放疗的标准治疗方式。鼻咽癌的诊断、分期及治疗不仅需要详细的体格检查,还需要完整的影像学资料。除了伴 MRI 检查禁忌证的患者,其他患者都应接受鼻咽部和颈部 MRI 检查,并选择 3mm 的薄层扫描。有条件的患者可以接受 PET/CT,但不应仅以 PET 图像来勾画大体肿瘤靶区(gross tumor volume, GTV)。MRI 能更清楚地显示颅底(如斜坡)和神经的侵犯;骨质破坏在 MRI T1 加权图像上显示得最为清楚。颅底 MRI 融合图像有助于勾画 GTV。

- 增强的 CT 模拟定位图像有助于确定 GTV,尤其是淋巴结靶区。

- 在模拟定位和放疗中,口腔放置咬合器可以保护舌部,避开鼻咽部高剂量照射区。在一体化的调强适形放疗中,包括肩部固定的头颈肩面罩优于头颈面罩。

- 肿瘤靶区包括 GTV;临床靶区(clinical target volume, CTV)应在每一层定位 CT 图像上进行勾画;准确选择和勾画不同剂量的肿瘤区域,如接受 70Gy 的 CTV_{70} 和高危临床靶区(如 $CTV_{59.4}$),对鼻咽癌调强适形放疗的实施至关重要。

- GTV 和高危 CTV 的推荐勾画方法见表 1.1 和表 1.2。

表 1.1 大体肿瘤靶区勾画推荐

靶区	定义和描述
GTV_{70*}(下标 70 代表照射剂量)	原发灶:体格检查和影像学检查所显示的可见肿瘤病灶(参考上文 MRI 的重要性)(图 1.1 和图 1.3) 淋巴结:所有短径≥1cm 或者坏死、FDG-PET 阳性淋巴结;高度可疑淋巴结也应作为 GTV 勾画
CTV_{70*}	通常与 GTV_{70} 相同(无需外扩)(图 1.2);若大体肿瘤病灶范围无法肯定,可将 GTV_{70} 外扩 5mm,即:$GTV_{70}+5mm=CTV_{70}$ 当大体肿瘤邻近脑干和脊髓时,为保护重要的正常组织,在勾画时可外扩 1mm。若肿瘤累及一侧视神经且放疗可能导致患者失明,应在放疗前签署知情同意书,且限制视交叉的剂量以保护对侧视路 较小的阳性淋巴结(如大小约 1cm),可以考虑给予 66Gy 放射,但咽后淋巴结应给予 70Gy 照射
PTV_{70*}	CTV_{70} 外扩 3~5mm,取决于患者的摆位误差;在靠近脑干和脊髓的部位,可仅外扩 1mm(图 1.4)

* 推荐照射剂量:2.12Gy/次,总剂量 69.96Gy

表 1.2 高危亚临床靶区勾画推荐

靶区	定义和描述
$CTV_{59.4*}$	$CTV_{59.4}$ 应该包括整个 GTV_{70} 原发灶:包括整个鼻咽腔、软腭、斜坡、颅底(确保三叉神经第三支通过的卵圆孔在靶区内)、翼腭窝、咽旁间隙、蝶窦、上颌窦后 1/3(确保三叉神经第二支通过的翼腭窝在靶区内)、鼻腔 1/3,必要时包括后组筛窦(如邻近 GTV 时,防止剂量跌落太快)(图 1.1 至图 1.5),T3~T4 期病灶需包括海绵窦和 Meckel 腔(图 1.3)。勾画靶区时应结合 CT 骨窗图像以免遗漏颅底孔道 颈部:包括咽后淋巴结,ⅠB~Ⅴ区的淋巴结(图 1.6);N0 期患者可以不包括ⅠB 区淋巴结
$PTV_{59.4*}$	$CTV_{59.4}$ 外扩 3~5mm,取决于患者的摆位误差;若靠近重要正常组织,可仅外扩 1mm(图 1.4)

* 高危亚临床靶区剂量:1.8Gy/次,总剂量 59.4Gy。低危亚临床靶区(鼻咽、颅底属高危亚临床靶区,不包括在内):1.64Gy/次,总剂量 54Gy;如:N0 患者颈部或下颈部(Ⅳ和ⅤB 区)通常被称为 PTV_{54}

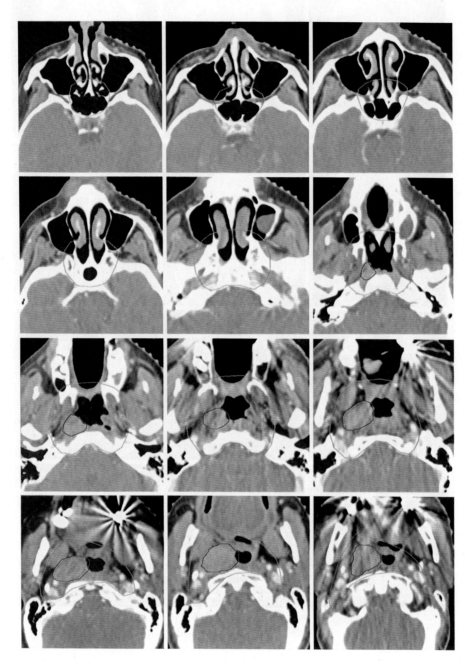

图 1.1　T1N1 鼻咽癌伴咽后和 II 区淋巴结转移。该患者采用 PET/CT 模拟定位，扫描层厚 2.5mm。注意 N+ 与 N0 侧靶区勾画的区别。示例仅为部分代表性图像，而非全部图像。CTV$_{59.4}$-浅绿色线，CTV$_{54}$-浅蓝色线（转下页）

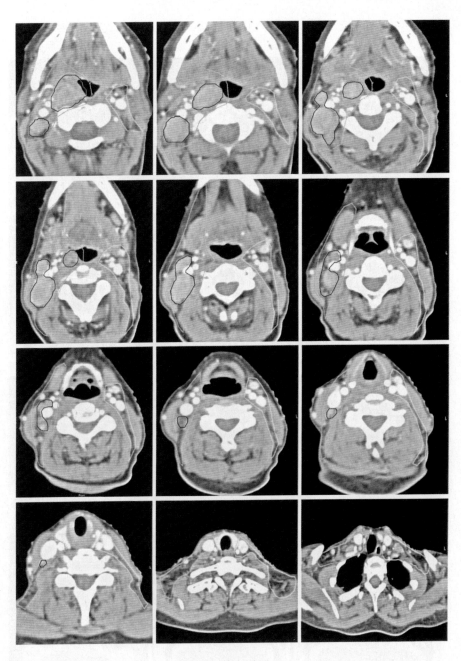

图 1.1(接上页)

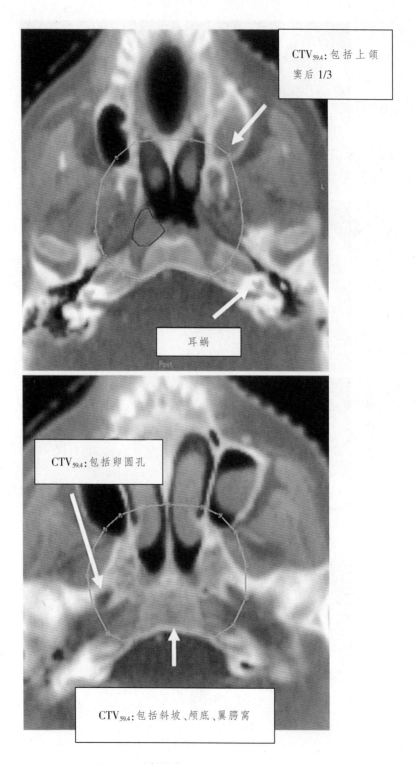

CTV_{59.4}:包括上颌窦后 1/3

耳蜗

CTV_{59.4}:包括卵圆孔

CTV_{59.4}:包括斜坡、颅底、翼腭窝

图 1.2 示例骨窗上 CTV 的勾画范围

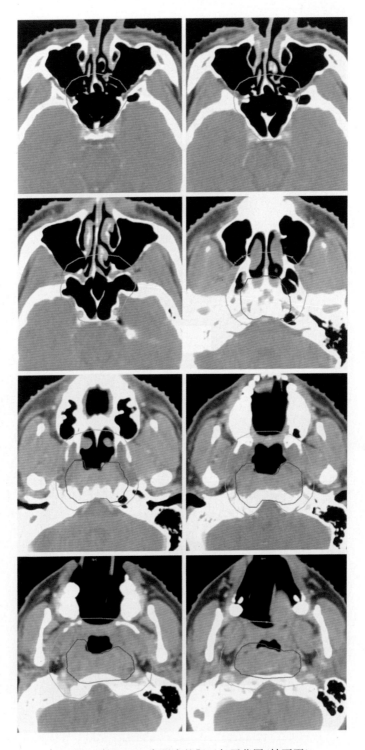

图 1.3　示例 T3N2 鼻咽癌的靶区勾画范围(转下页)

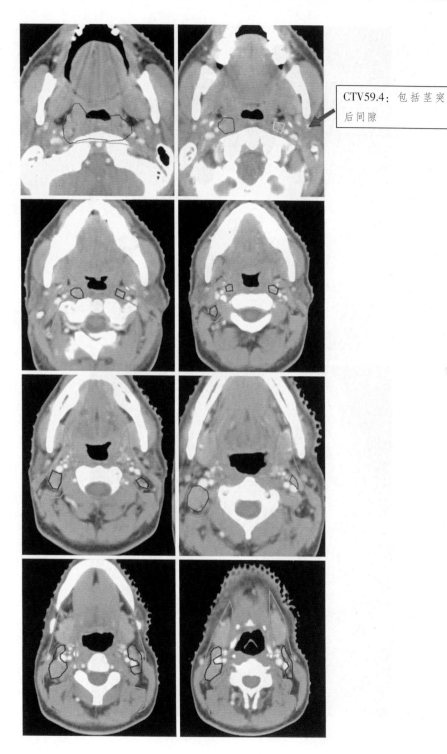

CTV59.4：包括茎突后间隙

图 1.3(接上页)

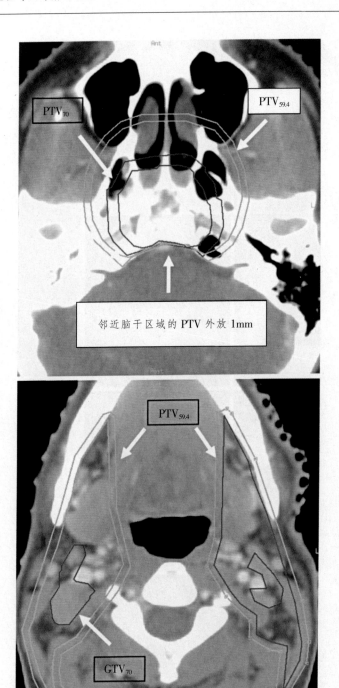

图 1.4   示例最终 PTV 的勾画范围

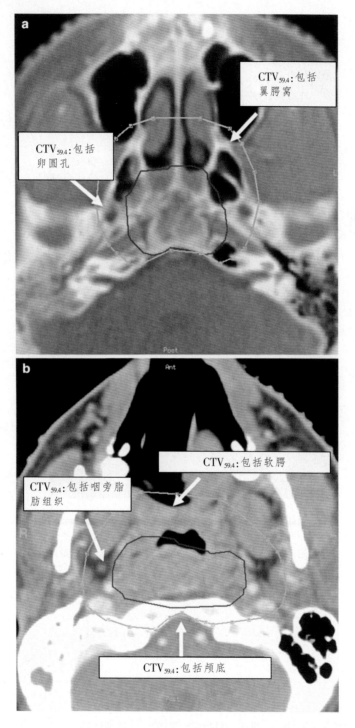

图 1.5　示例 GTV 和 CTV 的勾画范围：(a) 骨窗，(b) 软组织窗

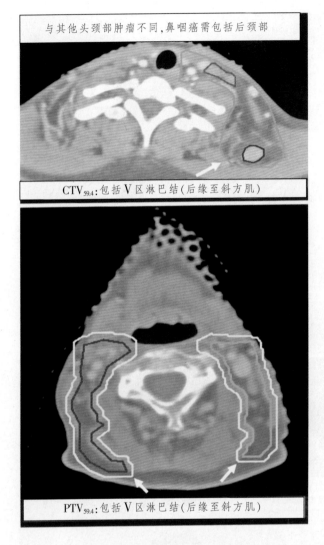

图 1.6　示例鼻咽癌 V 区淋巴结转移的靶区勾画范围

（孔琳　译）

推荐阅读

1. Lee N, Harris J, Garden AS, et al. Intensity-modulated radiation therapy with or without che-motherapy for nasopharyngeal carcinoma: radiation therapy oncology group phase II trial 0225. J Clin Oncol. 2009 Aug 1;27(22):3684–90. Epub 2009 Jun 29.

第 **2** 章

口咽癌

Ian Poon, Nadeem Riaz, Kenneth Hu, Nancy Y. Lee

靶区设计与勾画基本原则

- 口咽部的淋巴引流区域虽然较广,但有其规律性。口咽癌最常累及的淋巴结为咽后和Ⅱ~Ⅳ区淋巴结。虽然ⅠB区淋巴结较少累及,但若原发肿瘤向前侵犯,ⅠB区也应包括在亚临床靶区内。淋巴结阳性患者应勾画Ⅴ区淋巴结。除了早期的未达中线、软腭和舌根的扁桃体癌以外,都应勾画双侧淋巴结引流区。同侧的淋巴结侵犯可增加对侧淋巴结转移概率。

- 大体肿瘤勾画不仅需要根据体格检查,还需要结合影像学资料。黏膜下广泛浸润的口咽和(或)口腔癌的 GTV 的准确勾画不仅需要视诊和(或)内镜下观察,还需要触诊。对于视诊可见,但由于肿瘤太小或受金属伪影影响而不能准确显示的病变范围(图 2.1a)情况,MRI能清楚地显示软组织侵犯及咽后淋巴结受累,建议口咽肿瘤均进行 MRI 融合(表 2.1 和表 2.2,图 2.2 至图 2.5)。

- 治疗应考虑人乳头状瘤病毒(human papilloma virus, HPV)对患者预后的影响。对于低危、HPV 阳性的患者可以考虑低强度的治疗方案。

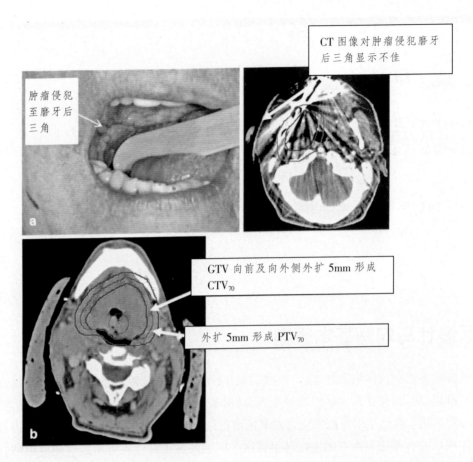

图 2.1　(a)肿瘤前界在影像学图像上显示的范围不够,但体检时清晰可见。(b)若肿瘤边界不清,应将 GTV 外扩至 CTV_{70}(转下页)

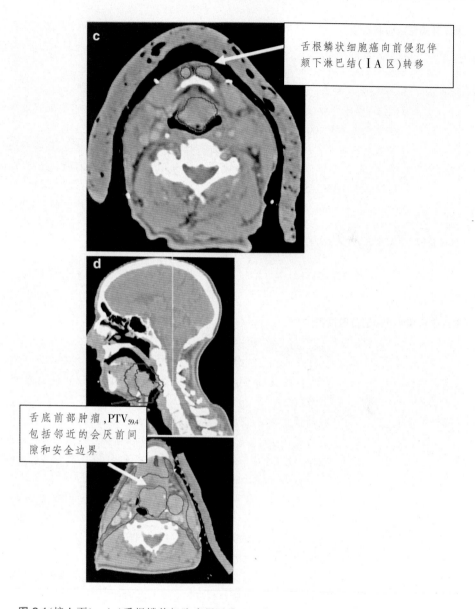

图 2.1(接上页)　(c)舌根鳞状细胞癌累及 I A 区淋巴结及舌。(d)舌根癌外扩至 PTV$_{59.4}$

表 2.1　大体肿瘤靶区勾画推荐

靶区	定义和描述
GTV_{70*}	原发灶:体格检查(包括内镜)和影像学检查所显示的可见肿瘤病灶 淋巴结:所有可疑(>1cm 或多个小淋巴结)但不能确诊阳性的淋巴结应至少接受中等剂量放射(66Gy,33 次)
CTV_{70*}	在肿瘤与正常组织边界清楚的区域通常与 GTV_{70} 相同(无需外扩);若肿瘤病灶边界不清,如舌根部肿瘤的前界、扁桃体沟处(图 2.1b),需将 GTV_{70} 外扩 5mm 为 CTV_{70},即:GTV_{70}+5mm=CTV_{70}
PTV_{70*}	CTV_{70} 外扩 3~5mm,取决于患者的摆位误差以及是否使用治疗时锥形束 CT 验证

* 推荐照射剂量:2.12Gy/次,总剂量 69.96Gy

表 2.2　高危亚临床病灶勾画范围推荐

靶区	定义和描述
$CTV_{59.4*}$ 勾画的基本原则	$CTV_{59.4}$ 应该包括整个 GTV,并至少外扩 1cm(除外解剖屏障,如皮肤、气道、骨、肌肉等)
扁桃体癌和软腭癌 $CTV_{59.4*}$	包括同侧软腭/硬腭直至中线位置,舌腭弓或磨牙后三角前缘,舌腭弓后界,同侧舌根。同侧咽旁间隙已包括可能的局部浸润病灶和咽后/咽旁淋巴结。局部进展的肿瘤靶区,原发灶应包括翼突间隙和双侧的咽后淋巴结
舌根癌 $CTV_{59.4*}$	对于局限于一侧的原发肿瘤,应包括舌腭弓,舌根黏膜外至少 1cm 的范围。对于局部进展期的原发灶,应再向前外扩(1.0~1.5cm)(图 2.1d),GTV 向下外扩 1~1.5cm 至会厌前间隙 咽后壁各个方向外扩至少 1.5cm
颈部 $CTV_{59.4*}$	高危淋巴结引流区,包括咽后淋巴结,Ⅰ B~Ⅴ区的淋巴结;病灶向前侵犯到舌或口腔应包括所有 Ⅰ A/B 的淋巴结(图 2.1c) 单侧淋巴结转移可以不照射对侧 Ⅰ B 区淋巴结以降低口腔剂量 T1 和局限于一侧的较小的 T2 期扁桃体癌(非软腭原发)、N0(淋巴结较小的 N1)且轻度侵犯或未侵犯软腭和舌根,只包括同侧颈部淋巴结

注:对侧颈部,淋巴结阴性可以照射 54~56Gy,1.64~1.7Gy/次,如果为低危患者,可以不勾画 Ⅰ B 区和 Ⅴ区的淋巴结

* 推荐照射剂量:1.8Gy/次,总剂量 59.4Gy

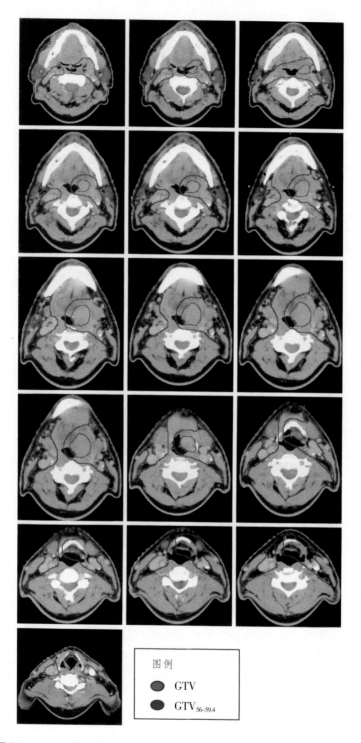

图例

GTV

GTV$_{56-59.4}$

图 2.2　T2N0 舌根鳞状细胞癌,同侧颈部照射 59.4Gy,对侧颈部照射 56Gy

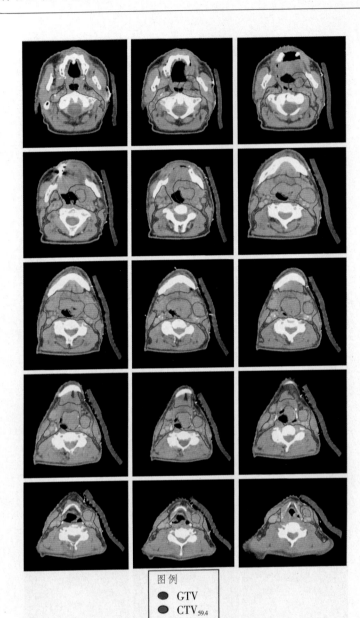

图例

● GTV

● CTV$_{59.4}$

图 2.3   T3N2 舌根鳞状细胞癌

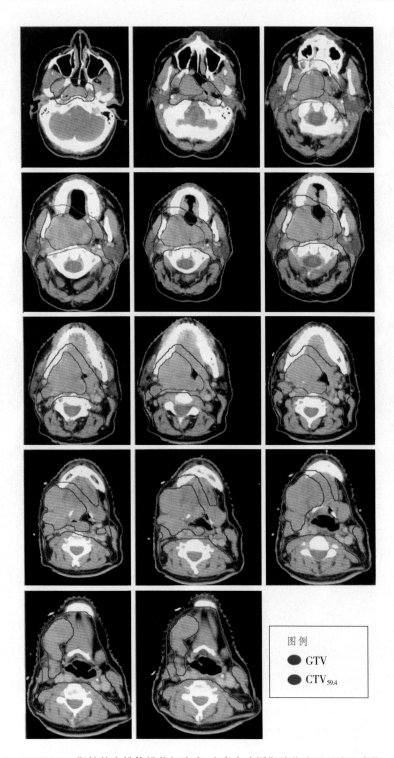

图 2.4　T4N3、HPV 阳性的扁桃体鳞状细胞癌，患者完成同期放化疗后无瘤生存期 42 个月

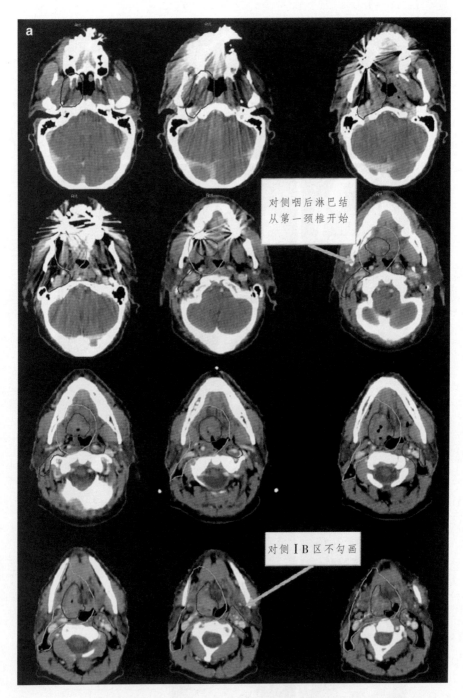

图 2.5　65 岁男性患者，患右侧 T3N2b 舌根鳞状细胞癌，行同步放化疗。CTV_{70}-红色线，$CTV_{59.4}$-绿色线，CTV_{54}-蓝色线。示例仅为部分代表性图像。下颈部采用 LAN 野治疗。对侧颈部淋巴结为阴性，对侧咽后淋巴结从第一颈椎开始勾画(转下页)

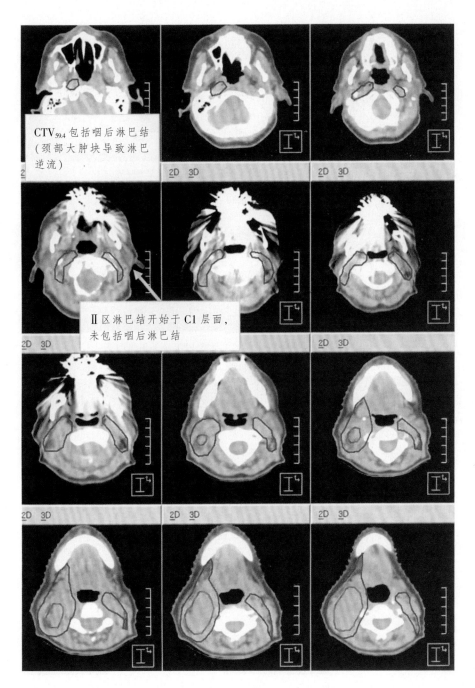

图 3.2 T2N2cM$_0$ 会厌鳞状细胞癌，累及右侧杓会厌襞和双侧颈部淋巴结。示例仅为部分代表性图像。GTV LN–红色线，GTV–紫色线，CTV$_{59.4}$–蓝色线，CTV$_{54}$–橘黄色线(转下页)

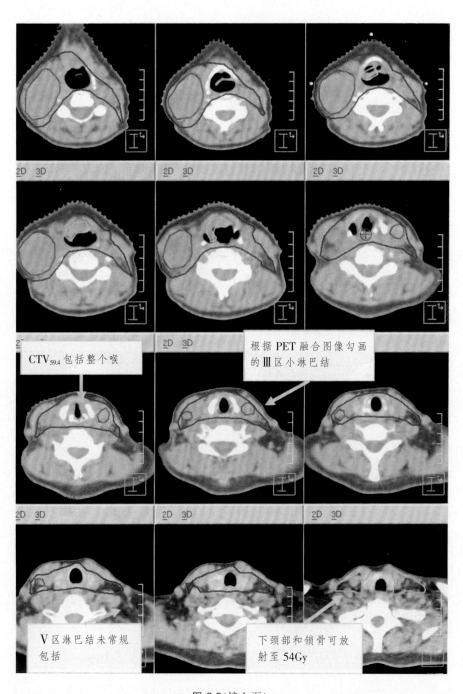

图 3.2(接上页)

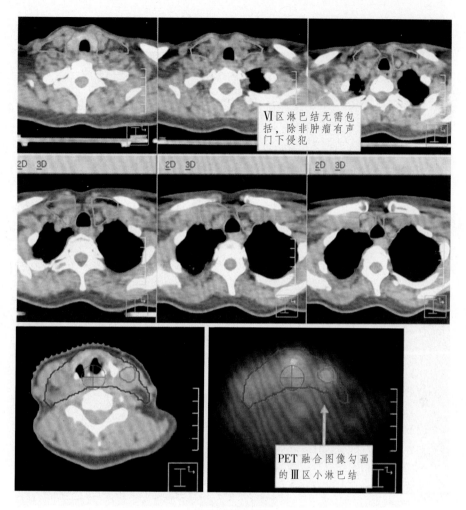

图 3.2(接上页)

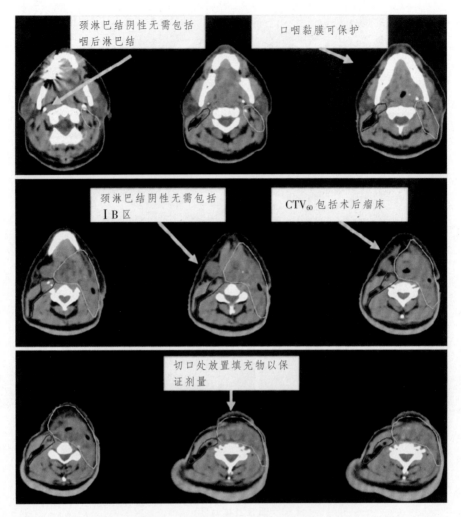

图 3.3　左侧声门鳞状细胞癌,pT4N0M0,已行全喉切除术及左颈清扫术。术后高危 CTV 照射 60Gy/30 次,低危 CTV 照射 54Gy/27 次。CTV$_{54}$-蓝色线,CTV$_{60}$-绿色线(转下页)

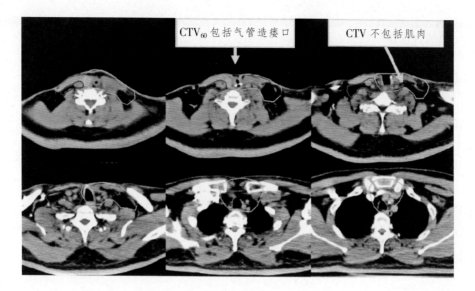

图 3.3(接上页)

（孔琳 译）

第 **4** 章

下咽癌

Gaorav P. Gupta, Nancy Y. Lee

靶区设计与勾画基本原则

- 下咽的解剖部位包括梨状窝、咽后壁以及环后区。常见的淋巴结转移部位为颈部 Ⅱ~Ⅳ区和咽后区域(包括 Rouviere 淋巴结),对发生在偏下部位累及环后区的肿瘤,可同时转移至气管旁淋巴结。颈部 Ⅴ区和ⅠB区的淋巴结较少会出现转移,但若邻近的淋巴区域受累,其转移的概率也明显增加。

- 通过喉镜检查可以完整地观察肿瘤的黏膜侵犯情况,这对下咽肿瘤尤其是起源于梨状窝的肿瘤至关重要。

- 增强定位 CT 扫描(除非有医疗禁忌可不做增强)用于勾画原发肿瘤、肿大转移淋巴结和肿瘤易受侵的危险区域。定位 CT 扫描范围上界为颅底,下界为气管隆突。MRI 影像可更好地显示原发肿瘤的边界、可疑的气管或食管受侵以及鉴别异常强化的淋巴结[1-4]。FDG-PET 可以提供肿瘤代谢信息,因此可以在形态正常的淋巴结中区分出含高代谢肿瘤细胞的转移病灶[5-6],而这些转移病灶需要包括在高剂量的 PTV 照射范围内。

- 患者固定需要采用头颈部或头颈肩热塑面膜。固定时颈部最大限度后伸,使口腔和颌骨尽可能地在照射野外。肩部尽量压低以减少对射线的干扰。

- 考虑到治疗相关的晚期不良反应,大分割和 IMRT 同期加量技术在下咽癌放疗中不推荐使用。采用 IMRT 技术[7],临床及影像可见肿瘤照射剂量为 70Gy,2Gy/次,高危亚临床病灶照射总剂量为 59.5Gy,1.7Gy/次,而低危区域照射剂量为 56Gy,1.6Gy/次。其他剂量分割放射如缩野(cone-down)IMRT 技术也同样适用。因为前颈下野与上野的接野线经常落在原发肿瘤或转移的淋巴结上,我们通常采用整体(all-in-one)IMRT 调强计划来治疗下咽癌。

- 下面表格中描述了大体肿瘤推荐勾画靶区(表 4.1)、高危(表 4.2)和低危(表 4.3)亚临床靶区的范围。靶区勾画的原则在早期和晚期肿瘤中相同(图 4.1 和图 4.2)。

表 4.1 大体肿瘤区域靶区勾画范围推荐

靶区	定义和描述
GTV_{70*}（下标 70 表示放射治疗剂量,单位 Gy）	原发灶:临床体检和影像学显示的可见肿瘤
	颈部淋巴结:短径≥1cm;明显异常和可疑的肿大淋巴结均需归入 GTV
CTV_{70*}	通常与 GTV_{70} 一致(不需外扩边界);如果由于不确定可见肿瘤的范围而需要外扩一定的边界,那么外扩 5mm,即 GTV_{70}+5mm=CTV_{70}
	对可疑的小淋巴结(如≤1cm),则给予较低剂量 66Gy 的照射
PTV_{70*}	根据每日患者摆位的情况而定,对原发病灶在 CTV_{70} 边界外扩 10mm
	下咽结构活动度大,因此我们不建议外扩边界太小。但对于发生在咽后壁的肿瘤则例外,因为肿瘤向后方的移动度减少,并且为了与脊髓保留适当的安全距离,后方的外扩边界可以减到最小
	根据每日摆位的精确性,对淋巴结在 CTV_{70} 边界外扩 3~5mm

* 大体肿瘤推荐的照射剂量为 70Gy,2Gy/次

表 4.2　高危亚临床病灶区域靶区勾画范围推荐:包括原发肿瘤浸润以及转移淋巴结

靶区	定义和描述
CTV$_{59.5}$*	原发肿瘤:CTV$_{59.5}$需要包括原发病灶 CTV$_{70}$范围和至少 1cm 的边界,并应将累及的下咽部位和邻近的上下结构全部包括在内。黏膜和黏膜下潜在的浸润病灶都应予以考虑并勾画在其中。喉(从舌骨到环状软骨)是亚临床浸润的高危区域,需包括在 CTV$_{59.5}$范围内。邻近的脂肪间隙,如会厌前脂肪间隙和椎前筋膜,也需勾画在高危区域内 颈部淋巴结:CTV$_{59.5}$需要包括淋巴结区域 CTV$_{70}$和至少 3mm 边界。包括同侧颈部Ⅰb~Ⅳ区和咽后淋巴结。如Ⅱ~Ⅳ区淋巴结有转移,同侧的Ⅴ区需包括在靶区内。环后区和咽后壁的肿瘤很靠近中线区域,两侧颈部均给予相同的照射剂量。对 N+的颈部照射范围,咽后淋巴结照射区域需向上延伸至颈动脉进入颅底的入口处。同样的,在茎突后间隙的Ⅱ区淋巴结上份也需包括在靶区内,上界直至二腹肌的后腹跨过颈内静脉处。低位的下咽肿瘤累及环后区的需要将上纵隔的气管旁淋巴结包括在照射野内 在原发肿瘤和Ⅲ~Ⅳ区转移淋巴结之间的任何组织均需勾画在 CTV$_{59.5}$范围内,因为这些组织是黏膜下微浸润的高危区域
PTV$_{59.5}$*	根据患者每日摆位的情况,CTV$_{59.5}$外扩 3~5mm 即为 PTV$_{59.5}$

* 示例的高危亚临床病灶剂量:总剂量 59.5Gy,1.7Gy/次

表 4.3　低危亚临床病灶区域靶区勾画范围推荐

靶区	定义和描述
CTV$_{56}$*	对于 N0 患者,CTV$_{56}$需包括颈部Ⅱ~Ⅳ组淋巴引流区和咽后淋巴结。中线的肿瘤则例外,如果对侧颈部有淋巴结转移,那么同侧 N0 颈部也处于转移高危区域。如果对侧颈部 N0 视为低危区域,那么颈部Ⅱ区包括的范围其上界没必要超过二腹肌的后腹跨过颈内静脉处。同样,对侧 N0 颈部照射时,咽后淋巴结的上界可设在 C1 椎体水平
PTV$_{56}$*	根据患者每日摆位的情况,CTV$_{56}$外扩 3~5mm 即为 PTV$_{56}$

* 示例的低危亚临床病灶剂量:总剂量 56Gy,1.6Gy/次

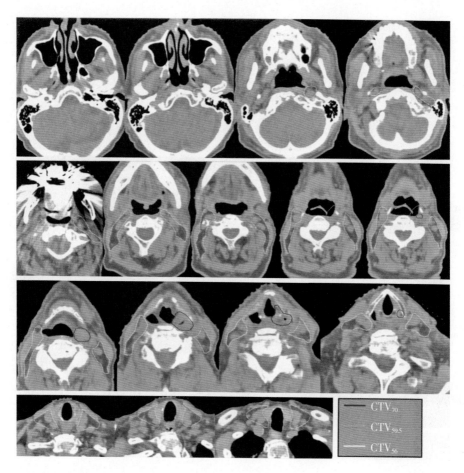

图 4.1　左侧梨状窝鳞状细胞癌,早期 T2N0。早期下咽癌患者靶区勾画原则以此患者为例。多种影像学检查如增强 CT、MRI 和(或)PET 对明确是否有转移淋巴结至关重要。对非常肯定的 cN0 患者,双侧颈部给予低危区域的照射剂量,如 56Gy

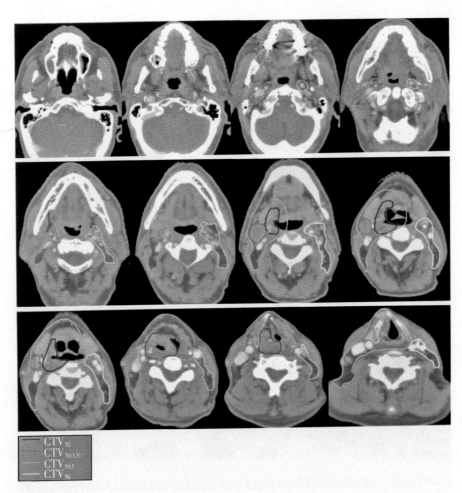

图 4.2 局部晚期梨状窝鳞状细胞癌,T2N2b。同样的 IMRT 靶区勾画原则适用于所有局部晚期下咽癌患者。低位的肿瘤累及环后区的靶区范围必须包括上纵隔的气管旁淋巴结,同时颈部中心部分需考虑包括在高危亚临床区域内。对 N+颈部靶区范围,其上界需延伸至颅底(转下页)

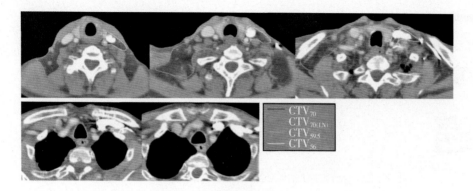

图 4.2(接上页)

（沈春英 译）

参考文献

1. Rumboldt Z, Gordon L, Bonsall R, Ackermann S (2006) Imaging in head and neck cancer. Curr Treat Options Oncol 7:23–34
2. Castelijns JA, Gerritsen GJ, Kaiser MC et al (1988) Invasion of laryngeal cartilage by cancer: comparison of CT and MR imaging. Radiology 167:199–206
3. Wenig BL, Ziffra KL, Mafee MF, Schild JA (1995) MR imaging of squamous cell carcinoma of the larynx and hypopharynx. Otolaryngol Clin North Am 28:609–619
4. Roychowdhury S, Loevner LA, Yousem DM et al (2000) MR imaging for predicting neoplastic invasion of the cervical esophagus. AJNR Am J Neuroradiol 21:1681–1687
5. Adams S, Baum RP, Stuckensen T et al (1998) Prospective comparison of 18F-FDG PET with conventional imaging modalities (CT, MRI, US) in lymph node staging of head and neck cancer. Eur J Nucl Med 25:1255–1260
6. Schwartz DL, Ford E, Rajendran J et al (2005) FDG-PET/CT imaging for preradiotherapy staging of head-and-neck squamous cell carcinoma. Int J Radiat Oncol Biol Phys 61:129–136
7. Lee NY, O'Meara W, Chan K et al (2007) Concurrent chemotherapy and intensity-modulated radiotherapy for locoregionally advanced laryngeal and hypopharyngeal cancers. Int J Radiat Oncol Biol Phys 69:459–468

第 **5** 章

口腔癌

Keith Unger, Nadeem Riaz, Allen Chen, Nancy Y. Lee

靶区设计与勾画基本原则

- 患者需接受全面的口腔检查、组织活检和影像学检查,确定肿瘤分期及治疗计划的制订。CT 扫描常用于评价原发肿瘤的局部侵犯范围以及颈部淋巴结的转移情况。CT 扫描能很好地显示肿瘤对下颌骨、上颌骨和翼腭窝的侵犯情况。MRI 在显示肿瘤软组织和神经周围侵犯时明显优于 CT 扫描。PET 对发现区域淋巴结肿大以及远处转移有很大的作用。

- 治疗前行增强定位 CT 扫描,在定位 CT 扫描时和放疗过程中使用口腔孔,目的是将舌体下压,使下唇突出,同时使硬腭抬高,尽可能减少对这些部位的照射。若存在淋巴结包膜外侵犯或者手术瘢痕有肿瘤累及可能,需使用皮肤组织等效填充物。在所有的手术瘢痕和引流部位放置影像可显示的标记线。患者取仰卧位,颈部过伸,采用热塑面罩固定。

- 对根治性放疗的患者,临床肿瘤靶区需要包括大体肿瘤靶区(即 CTV_{70})、高危区域 CTV($CTV_{59.4}$)以及如表 5.1 显示的低危区域 CTV(CTV_{54})的范围。对术后放疗患者,如果有可见肿瘤残留,应包括大体肿瘤 CTV(CTV_{70});如果存在切缘阳性或者淋巴结包膜外侵犯,为高危区域 CTV(CTV_{66});无切缘阳性或淋巴结包膜外侵犯情况下,为中危区域 CTV(CTV_{60});以及如表 5.2 显示的低危区域 CTV(CTV_{54})的范围。

- 口腔癌中特定部位的肿瘤靶区推荐勾画范围详见表 5.3(图 5.1 至图 5.4)。

表 5.1　口腔癌患者根治性放疗肿瘤靶区勾画范围推荐

靶区 [a]	定义和描述
GTV_{70}	原发肿瘤:临床体检和影像学检查发现的可见肿瘤 颈部淋巴结:临床体检和影像学检查发现的可见肿瘤
CTV_{70}	$CTV_{70}=GTV_{70}+5\sim10mm$,避开邻近骨组织 CTV_{70} 有时也等同于 GTV_{70}
$CTV_{59.4}$	原发肿瘤:包括整个 CTV_{70},外扩 $5\sim10mm$ 边界 颈部淋巴结:包括转移的淋巴结区域和邻近的同侧或对侧处于高危亚临床侵犯的淋巴引流区(特定部位肿瘤推荐靶区勾画范围见表 5.3)
CTV_{54}	同侧和(或)对侧处于低危亚临床侵犯的淋巴引流区(特定部位肿瘤推荐靶区勾画范围见表 5.3)

[a] 下标数字表示推荐处方剂量。PTV_{70} 指总剂量 69.96Gy,分次剂量为 2.12Gy/次。$PTV_{59.4}$ 指总剂量 59.4Gy,分次剂量为 1.8Gy/次。PTV_{54} 指总剂量 54Gy,分次剂量为 1.64Gy/次

表 5.2　口腔癌术后放疗患者肿瘤靶区勾画范围推荐

靶区 [a,b]	定义和描述
CTV_{66}	原发肿瘤:包括软组织/骨侵犯区域,或者镜下残留区域 颈部淋巴结:包括包膜外侵犯区域
CTV_{60}	原发肿瘤:术前可见肿瘤和整个瘤床区域 颈部淋巴结:术前可见肿瘤;整个手术区域;同侧或对侧淋巴结引流区域(特定部位肿瘤推荐靶区勾画范围见表 5.3)
CTV_{54}	同侧和(或)对侧低危亚临床淋巴引流区域(特定部位肿瘤推荐靶区勾画范围见表 5.3)

[a] 下标数字表示推荐的处方剂量。PTV_{66} 指总剂量 66Gy,分次剂量为 2.0$\sim$2.2Gy/次。PTV_{60} 指总剂量 60Gy,分次剂量为 2Gy/次。PTV_{54} 指总剂量 54Gy,分次剂量为 1.8Gy/次

[b] 如术后大体肿瘤残留,需勾画 GTV

表5.3 特定部位的口腔癌临床靶区勾画指南

肿瘤部位	分期	高危临床靶区范围(CTV$_{59.4}$或CTV$_{60}$)[a]	低危临床靶区范围(CTV$_{54}$)
舌，口底	T1-T4N0	肿瘤床和依据临床医生决定包括双侧颈部 I~IV区[b]	依据临床医生决定包括双侧颈部 I~IV区[b]
舌，口底	T1-T4N1-3	肿瘤床和同侧 I~V区；如对侧颈部淋巴结转移，则包括双侧 I~V区	如对侧没有肿大淋巴结转移，对侧 I~V区
颊黏膜，臼后三角，硬腭，齿龈	T1-T2N0	肿瘤床和依据临床医生决定包括双侧颈部 I~IV区[b]	依据临床医生决定包括同侧颈部 I~IV区[b]
颊黏膜，臼后三角，硬腭，齿龈	T3-T4N0	肿瘤床和同侧 I~IV区	对侧颈部 II~IV区[c]
颊黏膜，臼后三角，硬腭，齿龈	T1-T4N1-3	肿瘤床和同侧 I~V区；如对侧颈部淋巴结转移，则包括双侧 I~V区[c]	如果对侧没有肿大淋巴结转移，对侧 II~IV区[c]

[a] 镜下切缘阳性或包膜外侵的放疗剂量为66Gy；如肉眼残留放疗剂量为70Gy

[b] 决定颈部淋巴引流高危或低危包括的范围时，需根据肿瘤的特性和临床医生的判断力

[c] 依据临床医生的判断未决定颈部淋巴引流 I~V区和咽后淋巴结需要照射的范围

注：对颊黏膜癌，依据治疗医生的判断，可不照射对侧颈部淋巴引流区

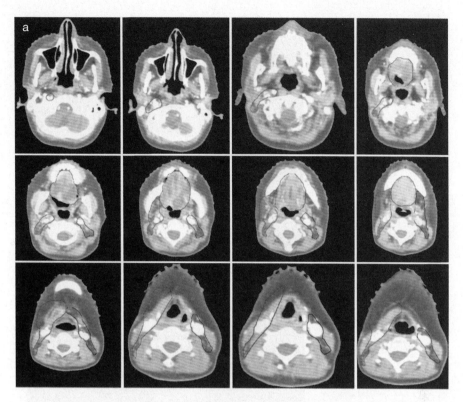

图 5.1 舌鳞状细胞癌,病理分期 T3N2b,部分舌切除术后,镜下切缘阳性患者。(a)高危临床靶区(CTV$_{66}$)-红色线,因为镜下切缘阳性,放疗剂量为 66Gy。高危 CTV(CTV$_{60}$)-绿色线,低危 CTV(CTV$_{54}$)-蓝色线。下颈可以采用单前野治疗。同侧颈部引流区包括 Ⅰ~Ⅴ区,无淋巴结转移时,对侧颈部淋巴引流区包括 Ⅰ~Ⅳ区。对原发肿瘤位于舌根的患者,建议包括颈部 Ⅴ区,特别是颈部行手术治疗后且同侧颈淋巴结转移时。(b)对舌癌 Ⅰ A 区需包括在照射野内。(c)同侧茎突后间隙是淋巴结转移的危险区域,特别是 Ⅱ区有淋巴结转移时。因此,如临床上提示可能有转移时,需要将前脂肪间隙均包括在照射靶区内。软组织有可能累及时,推荐加用组织等效填充物(转下页)

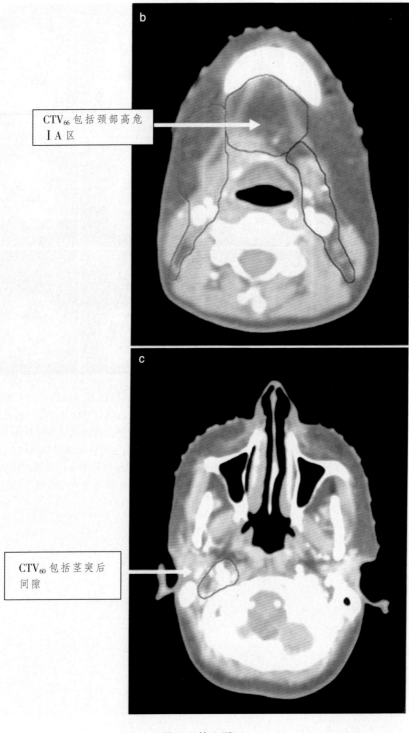

CTV$_{66}$包括颈部高危
ⅠA区

CTV$_{60}$包括茎突后
间隙

图 5.1(接上页)

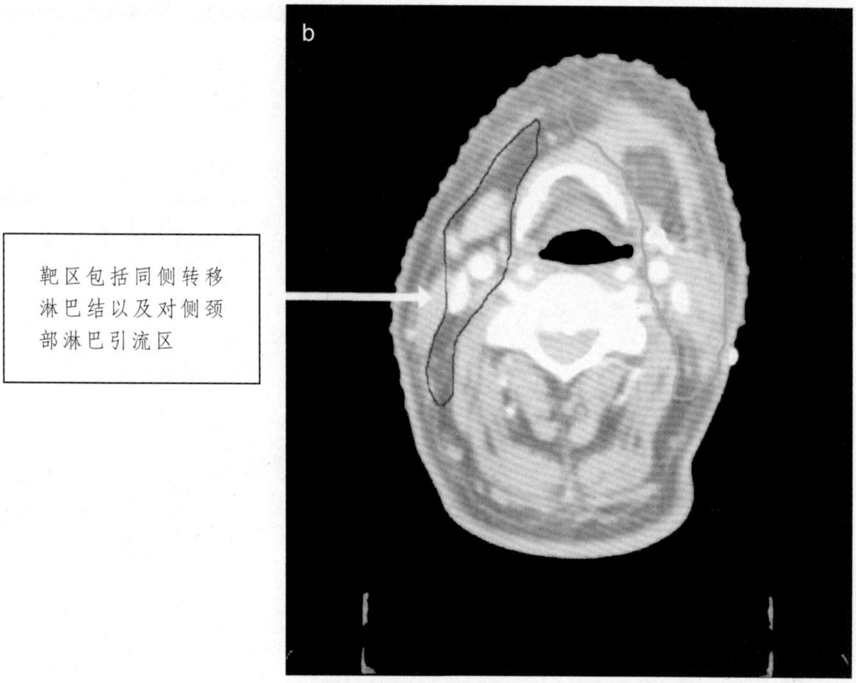

靼区包括同侧转移
淋巴结以及对侧颈
部淋巴引流区

图 5.4(接上页)

(沈春英 译)

第 **6** 章

副鼻窦癌

Daniel Spratt, Ruben Cabanillas, Nancy Y. Lee

靶区设计与勾画基本原则

- 各种手术方式(面部正中脱套式手术、鼻侧切开术、颅面部切开术或内镜下手术),使放射治疗的设野变得复杂。例如,若患者接受了颅面部手术,则额部的手术区域需要包括在靶区内。术中放置标记有利于肿瘤床的确定和勾画。

- 术前的 CT 和 MRI 检查所评价治疗前肿瘤的范围,应包括在高危 CTV 内。手术过程中的详细记录和术后病理报告对确定术后合适的 CTV 是必需的,需要包括治疗前的所有肿瘤病灶以及亚临床的扩散范围。除非有医学禁忌,所有患者均应行 MRI 检查以帮助勾画肿瘤的靶区。

- 腺样囊腺癌嗜神经生长,因此放射治疗的范围需覆盖颅底周围神经的传入和传出部分。起源于鼻腔顶部的嗅神经母细胞瘤在病变的早期即有侵及筛板和前颅窝的可能,因此这些区域应包括在放疗的靶区内。

- 因淋巴转移不常见,所以颈部可仅做选择性照射。然而,如有以下情况之一者,可行选择性的颈部淋巴结放射治疗:嗅神经母细胞瘤;高级别局部晚期的鳞癌,尤其是发生在上颌窦或者肿瘤已侵及腭部黏膜或鼻咽者;肿瘤侵及面部皮肤或鼻腔前部;侵及上颌齿龈或牙槽。根据临床情况(如原发肿瘤局限在一侧或已超过了中线),对颈部 I b~Ⅳ淋巴引流区(单侧或双侧)行选择性放射治疗。

- 对大体肿瘤和高危以及低危区域的推荐靶区范围详见表 6.1 和表 6.2(图 6.1 和 6.2)。

表 6.1　大体肿瘤放射治疗靶区勾画范围推荐

靶区	定义和描述
GTV_{70}	临床体检和影像学检查(CT 和 MRI)显示的所有可见肿瘤。PET 可以更好地帮助确定肿瘤的扩散范围
CTV_{70}	通常情况下与 GTV_{70} 一致,如果在勾画大体肿瘤时存在不确定因素需要外扩一定边界,建议外扩 3~5mm,即:$CTV_{70}=GTV_{70}+3~5mm$
PTV_{70}	根据患者体位的舒适度,$PTV_{70}=CTV_{70}+3~5mm$,在邻近重要正常组织的区域外扩边界可以小到 1mm

表 6.2　高危和低危亚临床区域靶区勾画范围推荐

靶区	定义和描述	
	筛窦	上颌窦
CTV_{66}	肿瘤手术区域或镜下侵及的边缘区域	
CTV_{60}	CTV_{60} 需包括由大体肿瘤扩散的镜下高风险肿瘤区域。尽管 CTV_{60} 因患者肿瘤情况不同而不同,推荐的共识如下:	
	上界:若筛板未行手术切除,在筛窦肿瘤中需要包括在内。若已被切除,CTV_{60} 需覆盖硬脑膜或脑膜移植物,离筛板的上缘至少 10mm 或者包括治疗前可见肿瘤范围	
	下界:下鼻甲;如果靶区下界的外扩边界能够放至初始肿瘤下界的 10mm,那么硬腭没有必要全部包括在内	下界:上颌骨和硬腭的下界,但需保证离初始可见肿瘤有 10mm 的边界
	侧界:鼻腔、筛窦和同侧上颌窦。如有侵犯可能,眼直肌需包括在靶区内	侧界:肿瘤未累及到中线组织时,靶区侧界仅需至鼻中隔
	后界:包括蝶窦。如果肿瘤累及鼻咽附近或筛窦癌出现颈淋巴结转移,咽后淋巴结需包括在靶区内	后界:包括翼腭窝和颞下窝,特别要注意覆盖咀嚼肌间隙和眶下裂
$PTV_{66}*$	根据患者每日摆位的舒适度,$PTV_{66} = CTV_{66}+3~5mm$。推荐图像引导下的放射治疗,可以减少随机和系统误差。在靶区邻近重要正常组织的区域,PTV 的外扩边界可以小至 1mm	
$PTV_{60}*$	根据患者每日摆位的舒适度,$PTV_{60} = CTV_{60}+3~5mm$。但在靶区邻近重要正常组织的区域,外扩边界可以小至 1mm	

* 高危亚临床剂量:术后放疗 2Gy/次,总剂量为 60Gy 或 66Gy(手术后任何区域的分次剂量至少为 2Gy/次);未行手术的颈部或预防性颅神经照射区域,可以给予 1.8Gy/次,总剂量为 54Gy(PTV_{54})。在根治性放疗患者,如果采用同期加量技术联合化疗,推荐的照射剂量分别为 1.8Gy/次至 59.4Gy 和 1.64Gy/次至 54Gy。PTV_{70} 可以采用 2Gy/次或 2.12Gy/次

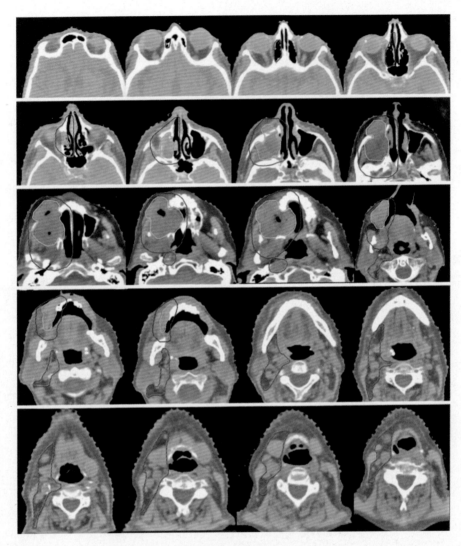

图 6.1　患者 91 岁,上颌窦鳞状细胞癌,T4aN0。患者拒绝手术因此接受了根治性放化疗。GTV–绿色线,高危亚临床 CTV–红色线。考虑到肿瘤局限在右侧上颌窦以及患者年龄较大,仅给予同侧颈部淋巴引流区的放疗–粉红色线

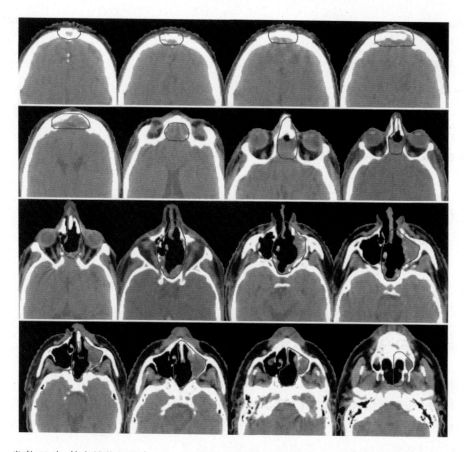

图 6.2　患者 43 岁,筛窦鳞状细胞癌,pT4aN0,接受了筛窦和蝶窦切除术、鼻腔内容物剜除术以及前颅窝切除术。术后行辅助放化疗。CTV–粉红色线。患者为低级别的恶性肿瘤,没有颈部淋巴结转移,因此颈部区域未行放射治疗

(沈春英 译)

推荐阅读

Bristol IJ, Ahamad A, Garden AS et al (2007) Postoperative radiotherapy for maxillary sinus cancer: long-term outcomes and toxicities of treatment. Int J Radiat Oncol Biol Phys 68:719–730

Chen AM, Daly ME, Bucci MK et al (2007) Carcinomas of the paranasal sinuses and nasal cavity treated with radiotherapy at a single institution over five decades: are we making improvement? Int J Radiat Oncol Biol Phys 69:141–147

Le QT, Fu KK, Kaplan MJ et al (2000) Lymph node metastasis in maxillary sinus carcinoma. Int J Radiat Oncol Biol Phys 46:541–549

第 **7** 章

大涎腺肿瘤

Ivan W.K. Tham, Nancy Y. Lee

靶区设计与勾画基本原则

- 涎腺肿瘤患者应行头颈部增强 CT 或 MRI 扫描,扫描范围从颅底至锁骨。
- 由于对软组织显示的优越性,MRI 在显示肿瘤和靶区勾画方面更具优势。在 T1 加权图像上能对肿瘤边缘、浸润深度及浸润模式作出准确评估,结合抑脂技术的 T1 加权增强图像能更好地显示周围神经侵犯、骨破坏及脑膜浸润情况。
- 建议行 CT 模拟定位增强扫描,以指导原发灶大体肿瘤体积 (gross target volume,GTV)勾画,有条件的单位推荐靶区勾画时采用模拟 CT 与诊断 MR 融合图像。
- 大体肿瘤与高危区域建议靶区勾画详见表 7.1 和表 7.2(图 7.1 至图 7.8)。

表 7.1 原发肿瘤区域靶区勾画范围推荐

靶区	定义和描述
GTV$_{70}$*(下标 70 表示照射剂量)	腮腺或颌下腺原发灶:所有临床体检及影像学可及病灶 颈淋巴结:所有短轴径≥1cm 或伴中心坏死的淋巴结
CTV$_{70}$	GTV$_{70}$ 外扩 5mm,即 CTV$_{70}$=GTV$_{70}$+5mm 对于可疑小淋巴结(如<1cm),考虑给予较低剂量 63~66Gy
PTV$_{70}$	相对应于治疗中心的外扩边界(若采用影像引导技术则外扩边界可适当缩小) 一般 CTV$_{70}$+3~5mm=PTV$_{70}$

* 建议大体肿瘤照射剂量 70Gy,2Gy/次

表 7.2 高危亚临床病灶区域靶区勾画范围推荐

靶区	定义和描述
CTV$_{60}$	腮腺或颌下腺 CTV$_{60}$ 应包括完整 GTV 或术后瘤床 腮腺术后瘤床边界 前界:咬肌 外界:颈部软组织 内界:茎突深部 后界:乳突 颌下腺术后瘤床边界 与对侧颌下腺对照,包括整个术后瘤床及所有术后改变 术后肿瘤残留或切缘阳性者,推荐加量 6~10Gy。鼓励外科医生术中使用钛夹标记协助定位
CTV$_{50}$	临床颈淋巴结阳性者 选择性同侧颈淋巴结引流区照射(Ⅰb~Ⅴ区)50Gy 临床颈淋巴结阴性者 同侧颈部:高级别或大肿瘤(T3~4)者至少包括Ⅰb~Ⅲ区。由于腺样囊性癌或腺泡细胞癌淋巴结转移少见,故一般不需要选择性颈淋巴结引流区照射 对侧颈部 腮腺肿瘤:当临床有可疑高危因素时考虑予以放疗,如多发淋巴结<1cm 颌下腺肿瘤:肿瘤靠近中线者行对侧颈部Ⅰ~Ⅲ区放疗
PTV$_{60}$	相对应于治疗中心的外扩边界(若采用影像引导技术则外扩边界可适当缩小) 一般 PTV$_{60}$=CTV$_{60}$+3~5mm

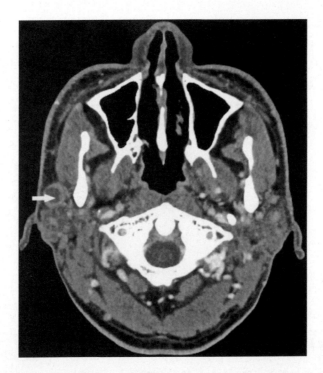

图 7.1　既往有右侧颞部皮肤鳞状细胞癌(squamous cell carcinoma, SCC)手术史,患者增强 CT 横断位图像,目前出现同侧腮腺肿块(箭头所示),穿刺细胞学病理证实为转移性 SCC

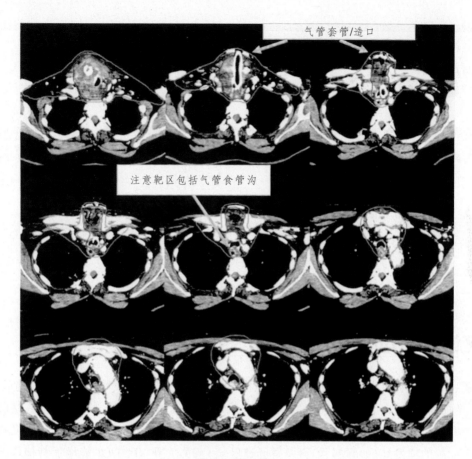

图 8.2(接上页)

（欧丹 译）

第 9 章
原发不明的头颈部转移性鳞癌

Nadeem Riaz, Allen Chen, Nancy Y. Lee

靶区设计与勾画基本原则

- 诊断为原发不明的头颈部转移性癌前需全力完善检查,努力寻找原发灶,至少包括以下检查:详细体格检查(包括颅神经的检查),纤维内镜检查鼻咽、口咽、喉以及下咽,横断面成像影像学检查(至少为高分辨率增强 CT)。详细询问病史对于发现肿瘤高危因素及排除锁骨下来源的原发灶(如胸部、妇科及胃肠道肿瘤)至关重要。PET/CT 能增加其他检查难以发现的原发灶的检出率,但要注意应尽量在活检前行该检查,以降低由此造成的假阳性率。全上消化道内镜检查对于寻找原发灶可能也有帮助。
- HPV 和 EBV 检测可对原发灶部位具提示作用。
- 须对咽轴上的所有可疑部位进行直接活检。既往推荐对临床正常的黏膜进行盲目活检,但仅偶尔有助于发现原发灶。
- 推荐行增强模拟 CT 指导勾画受累淋巴结。
- 若放疗技术采用大野 IMRT,推荐体位固定采用热塑头颈肩面罩。
- 为使放疗范围尽可能包含原发灶,推荐放疗区域包括双侧颈部及高危咽部区域。一些单位仅照射同侧颈部,结果显示颈部复发率及远处转移率明显升高。
- 既往的治疗放疗野包括全咽部。IMRT 技术允许针对原发灶最有可能所在的咽部进行放疗,更好地保护正常组织,从而降低副反应。
- 咽部放疗范围遵循个体化原则,仍有待进一步研究探讨。例如,HPV+患者可仅照射口咽,EBV+患者可以仅照射鼻咽。淋巴结转移模式可以进一步指导确定咽部放疗范围。一些作者提倡无下颈淋巴结转移患者不照射喉。但当存在疑虑时,仍应当照射全咽喉。

- 淋巴结阳性者放疗范围应包括颈部（Ⅰb~Ⅴ区）和咽后淋巴结。对侧颈部Ⅱ~Ⅳ区和咽后淋巴结应予预防剂量。
- 术后证实有包膜外侵犯（extracapsular extension, ECE）者应考虑予同期放化疗。对于根治性放疗，局部淋巴结晚期者也可考虑予同期放化疗。
- 大体肿瘤与咽部高危区域建议靶区详见表 9.1（图 9.1 至图 9.3）。

表 9.1　靶区勾画范围推荐

靶区	定义和描述
GTV_{70*}（下标 70 表示照射剂量）	所有短径≥1cm 的颈淋巴结，尤其是 FDG 高摄取或活检阳性者。GTV 包括所有可疑淋巴结
PTV_{70*}	根据日常摆位误差大小外放 3~5mm，即 $PTV_{70}=GTV_{70}+3~5mm$
$CTV_{鼻咽}$ **	上界：颅底，下界：软腭。前界：后鼻孔，后界：咽后壁。双侧界需包括咽隐窝在内
$CTV_{口咽}$ **	上界：软腭表面，下界：会厌谷底部（或舌骨）。前界需包括舌底，但无需外扩包括口腔内舌部。侧界需包括扁桃体在内，后界应包括完整咽后壁在内
$CTV_{喉及下咽}$ **	上界：舌骨，下界：环状软骨下缘
$PTV_{黏膜}$ **	根据患者日常摆位误差大小，黏膜表面 CTV 外扩 3~5mm

注：术后患者，颈部予总照射剂量 60~66Gy，2Gy/次

* 建议大体肿瘤总照射剂量 69.96Gy，2.12Gy/次

** 建议可能包括原发灶的高危黏膜表面区域总照射剂量 54~60Gy，分次剂量可分别为 1.64Gy 和 1.8Gy

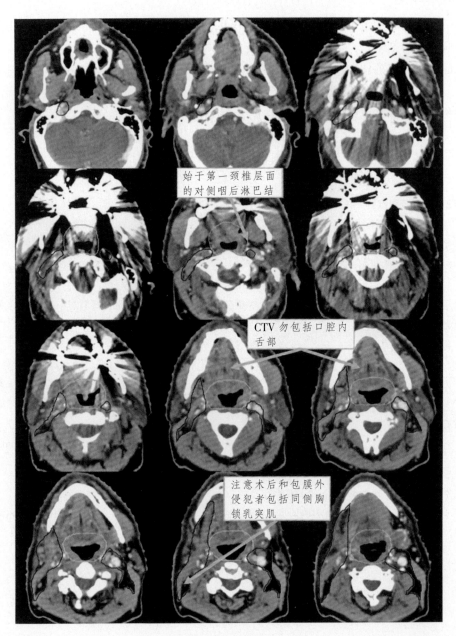

图 9.1 62 岁男性患者,TxN2a 原发不明的头颈部转移性癌,拟行术后治疗。患者已行双侧扁桃体切除术加右侧颈清扫术,手术发现Ⅱ区单个 4.6cm 大小淋巴结。注意患侧与对侧颈部靶区勾画的区别。CTV_{66Gy}-红色线,$CTV_{54-60Gy}$-绿色线,CTV_{54Gy}-蓝色线。图示仅选取了代表性层面(转下页)

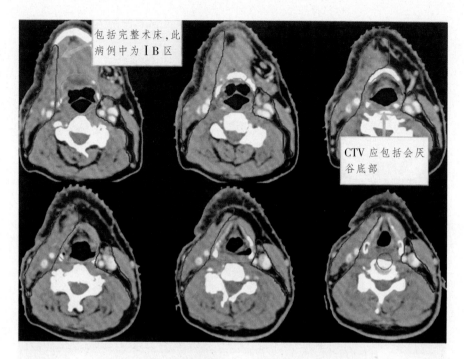

图 9.1(接上页)

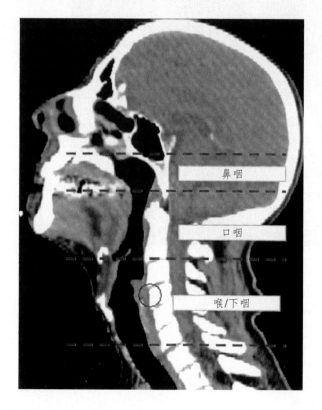

图 9.2　正中矢状位图像显示鼻咽、口咽及喉/下咽分界。在矢状位上观察有助于确定勾画的靶区是否完全包括目标区域。红圈为放射影像等中心

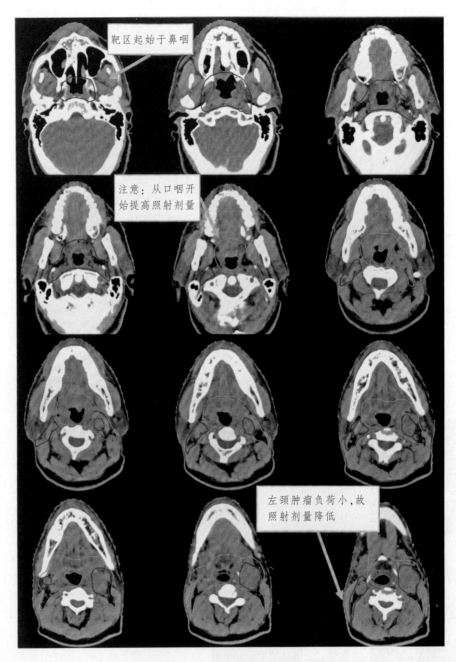

图9.3 50岁男性患者,TxN2c转移性鳞癌,拟行根治性治疗。左颈淋巴结开放性活检证实包膜外侵犯。HPV免疫组化及p16检测为阴性。患者接受了根治性同期放化疗。CTV$_{70Gy}$-红色线,CTV$_{60Gy}$-绿色线,CTV$_{54Gy}$-蓝色线。图示仅选取了代表性层面(转下页)

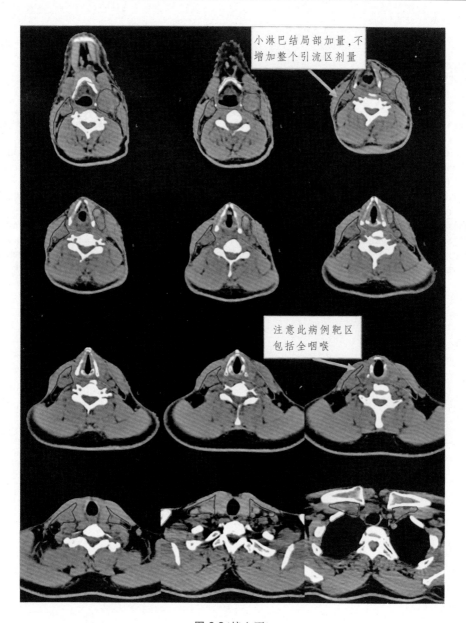

图 9.3(接上页)

（欧丹 译）

推荐阅读

Barker CA, Morris CG, Mendenhall WM (2005) Larynx-sparing radiotherapy for squamous cell carcinoma from an unknown head and neck primary site. Am J Clin Oncol 28:445–448

Gillison ML, D'Souza G, Westra W et al (2008) Distinct risk factor profiles for human papillomavirus type 16-positive and human papillomavirus type 16-negative head and neck cancers. J Natl Cancer Inst 100:407–420

Nieder C, Gregoire V, Ang KK (2001) Cervical lymph node metastases from occult squamous cell carcinoma: cut down a tree to get an apple? Int J Radiat Oncol Biol Phys 50:727–733

Strojan P, Ferlito A, Medina JE et al (2011a) Contemporary management of lymph node metastases from an unknown primary to the neck: I. A review of diagnostic approaches. Head Neck

Strojan P, Ferlito A, Langendijk JA et al (2011b) Contemporary management of lymph node metastases from an unknown primary to the neck: II. A review of therapeutic options. Head Neck

第 **10** 章

早期乳腺癌

Shannon M. MacDonald, Brian Napolitano

靶区设计与勾画基本原则

- 早期乳腺癌根治性放疗的标准技术为:结合野中野(field in field)的三维适形放射治疗(three-dimensional conformal radiation therapy,3D-CRT)或 IMRT。该技术的优点是能够使受照的乳腺组织有均匀的剂量分布。保乳术后采用全乳腺放疗序贯术后残腔瘤床加量的照射方式是具有悠久历史的最佳放疗方式,并且得到最高级别的临床证据支持。部分乳腺加速照射技术 (accelerated partial breast irradiation,APBI), 目前尚未成为标准放疗方式,但是对于不能接受连续几周长疗程放疗的患者来说,可以作为一种替代全乳放疗的方式之一。

- 对乳腺癌做出正确的诊断、分期以及制订治疗计划之前,除全身的临床体检以外,还必须有全面的影像学以及病理检查。所有的患者在诊断的时候,应当接受乳腺 X 线检查。通常还需要包括乳腺超声及 MRI 检查。在制订放疗计划之前必须了解全部的影像学资料。总体而言, 影像引导下的肿瘤活检是诊断的必要步骤。建议保乳的手术方式包括导管内癌(ductal carcinoma in situ,DCIS)的单纯局部肿块区段切除,以及浸润性乳腺癌的区段切除加腋窝前哨淋巴结活检(sentinel lymph node biopsy,SLNB)。必须对病理组织标本进行详细的评估:一方面确保手术切除的安全切缘;另一方面可以确定早期乳腺癌保乳术后是否需要行区域淋巴结照射。术中应当在瘤床周围放置标记,以提高术后放疗瘤床靶区勾画的精确性,并可辅助放疗实施前的影像验证。

- 全乳放疗的模拟 CT 扫描层厚≤3mm,患者体位为仰卧位或俯卧位。采用部分乳腺照射技术治疗的患者,术腔的 CT 层厚最好选择 1.5~2mm,可以提高靶区勾画的准确性。

- 治疗体位采用仰卧位的患者应当用乳腺托架并且双手上举超过头部。而对于具有下垂型乳房,或者瘤床靠近胸壁及重要器官(心脏或肺)的患者,采用俯卧位可能有利于减少正常组织的照射。患者俯卧于特定的俯卧位乳腺托架,需要强调的是要注意患者的舒适感,以保证治疗的重复性。有颈背部受伤的患者不太适合俯卧位的治疗体位。

- 全乳放疗的靶区需要包括乳腺组织以及术腔。部分乳腺加速照射的患者需要包括术腔,术腔 CTV 以及术腔 PTV。
- 建议的靶区描述如表 10.1(图 10.1 至图 10.6)。

表 10.1　推荐的早期乳腺癌三维适形治疗计划的靶区定义

靶区	定义和描述
乳腺	乳腺组织的勾画需要参考临床检查。在 CT 扫描的时候可以用放射显影的线圈或者点,标记临床检查确定的边界。靶区需要包括所有的乳腺组织 上界:锁骨头下及第二肋交接处; 下界:乳腺下缘,已无乳腺组织处; 内界:胸骨柄边缘,但不要超过胸骨中线; 外侧界:腋中线水平,但要考虑乳腺下垂的程度; 前界:皮肤组织或者皮下几毫米(以剂量评估); 后界:胸大肌或者胸壁肌肉,但不要包括这些肌肉或者肋骨
术腔	包括血清肿、术中标记的金属夹以及术后改变。术腔勾画时可参考对侧乳腺,尤其是术后的血清肿消失或者没有标记金属夹的患者。勾画前应当研究术前的影像学检查来辅助术腔靶区的勾画。靶区不应超过乳腺的轮廓
术腔 CTV[a]	术腔的周围外扩 1~1.5cm;不应当超过体表或者胸大肌和(或)胸壁肌肉
术腔 PTV[a]	根据摆位误差或者预估的患者运动,在 CTV 周围外放一定的边界(一般 0.5~1cm)。这个体积可以在患者的体表之外或者包括胸大小肌肉、胸壁肌肉。但在做剂量评估的时候,需要调整 PTV 的范围

[a] 仅适用于部分乳房照射;在全乳放疗序贯瘤床加量的时候,加量的体积为术腔

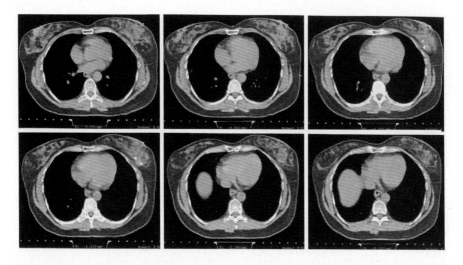

图 10.1　左侧乳腺癌患者(Ⅰ期)仰卧位的轴位影像

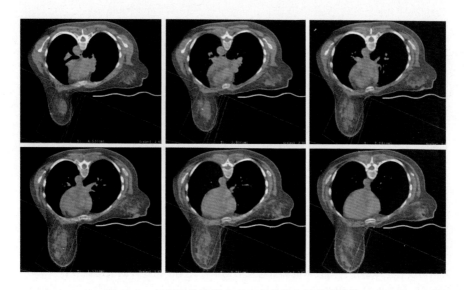

图 10.2　左侧乳腺导管内癌患者俯卧位的轴位影像

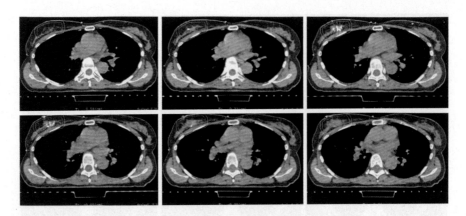

图 10.3   部分乳房加速放疗患者的轴位影像。术腔的勾画根据血清肿、术中标记的金属夹以及术前的乳腺 X 线、超声以及磁共振影像。典型的 CTV 勾画为术腔周围外扩 1.5cm，除外胸大肌肉、肋骨以及胸壁，并且不超过乳腺轮廓；典型的 CTV 体积不包括皮肤(限制在皮下 5mm)。PTV 的勾画为 CTV 外放 5mm(根据所在治疗中心的摆位误差调整)

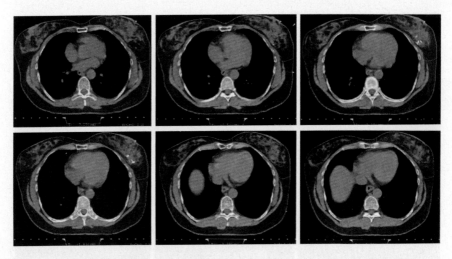

图 10.4   采用切线野三维适形照射技术的仰卧位患者的治疗计划。治疗计划采用野中野技术以及多叶光栅的心脏屏蔽技术。处方剂量为 50Gy，单次剂量为 2Gy/次。全乳治疗后序贯瘤床电子线加量 10Gy/5 次

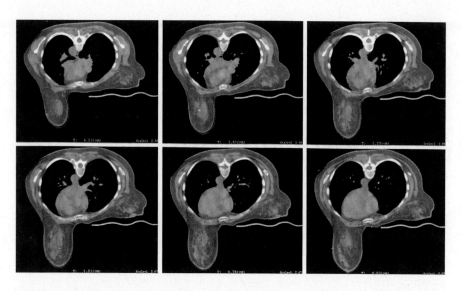

图 10.5　俯卧位乳腺癌治疗计划，采用切线野照射以及三维适形的野中野技术。处方剂量为 50Gy，单次剂量为 2Gy/次。全乳治疗后序贯小切线野 X 线瘤床加量 10Gy/5 次

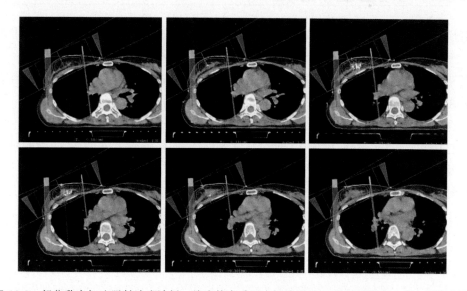

图 10.6　部分乳房加速照射治疗计划。放疗技术采用小切线野的 X 线照射联合一个电子线前野

（杨昭志 译）

第 11 章
局部进展期乳腺癌

Alice Ho, Simon N. Powell

靶区设计与勾画基本原则

- 患者模拟 CT 定位,采用仰卧位,双手上举曲肘高过头部,体位固定采用体模或者乳腺托架。无需静脉造影剂。
- 在具有完整乳腺的患者, 在扫描前可以用放射显影的线圈在皮肤上标记临床检查确定的乳腺边界。
- CT 扫描范围包括从颈部的环状软骨至标记的乳腺下界 5cm,同时包括全部的肺组织。
- PTV 包括乳腺组织,胸壁,同侧 I ~ Ⅲ 组腋窝淋巴结,同侧锁骨上淋巴结,同侧胸肌间淋巴结以及同侧内乳淋巴结。
- 照射时 3~5mm 的组织等效填充物放在胸壁或者乳腺的表面(见表 11.1)。

表 11.1 **大体肿瘤靶区勾画范围推荐**

靶区	定义和描述
CTV	乳腺组织、胸壁(定义参考 RTOG 靶区勾画指南)以及同侧区域淋巴结和淋巴结引流途径,以及可能包含亚临床病灶的皮肤、胸壁和肌肉骨骼
PTV	在 CTV 的基础上外扩一定边界:内界外放 3~5mm,外界外放 5~10mm,后界 3~5mm,上下界以及前界(包括皮肤)外放 5~10mm。根据医生自己的决定,肺组织可以避开

右侧乳房切除术后以及未行乳房重建的胸壁及淋巴结靶区勾画

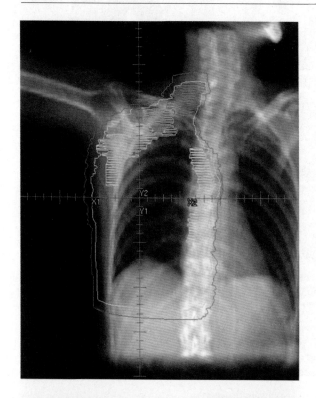

图 11.1　冠状面视图：PTV–红色线，CTV–浅橙色线，第Ⅰ组腋窝淋巴结–蓝色线，第Ⅱ组腋窝淋巴结–浅紫色线，第Ⅲ组腋窝淋巴结–暗橙色线，锁骨上腋窝淋巴结–绿色线。内乳淋巴结–黄绿色线(internal mammary node，IMN)

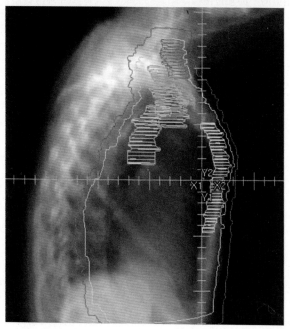

图 11.2　矢状位视图：PTV–红色线，CTV–浅橙色线，第Ⅰ组腋窝淋巴结–蓝色线，第Ⅱ组腋窝淋巴结–浅紫色线，第Ⅲ组腋窝淋巴结–暗橙色线，锁骨上腋窝淋巴结–绿色线，IMN–黄绿色线

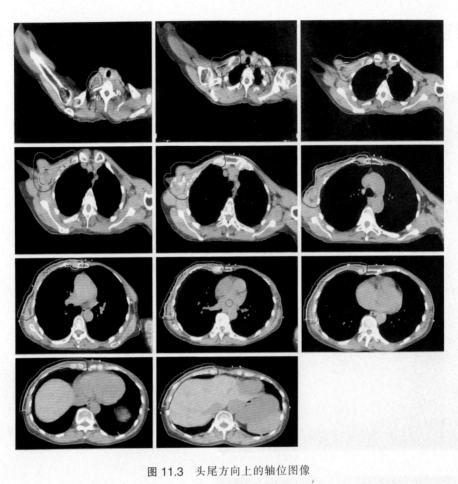

图 11.3　头尾方向上的轴位图像

左侧乳房切除术后重建乳房的胸壁及淋巴结靶区勾画(组织扩张器)

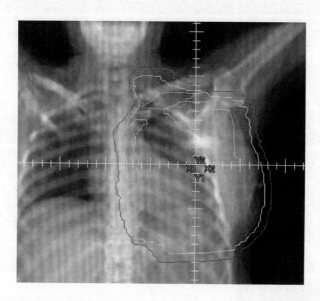

图 11.4 冠状面视图:PTV–红色线,CTV–浅橙色线,第 Ⅰ 组腋窝淋巴结–蓝色线,第 Ⅱ 组腋窝淋巴结–浅紫色线,第 Ⅲ 组腋窝淋巴结–暗橙色线,锁骨上腋窝淋巴结–绿色线。内乳淋巴结–黄绿色线。心脏–黄色线,对侧乳腺癌–暗紫色线

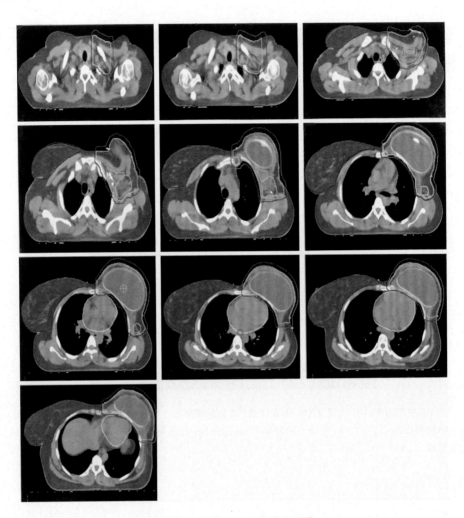

图 11.5　头尾方向上的轴位图像

常规三维适形治疗计划

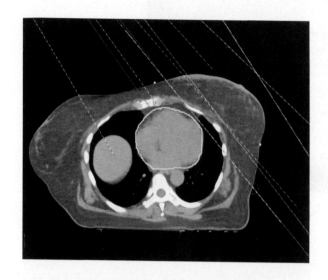

图 11.6　三个射野的轴位视图:内侧的面对胸壁的电子线野(红色线)与外侧的两个相对的切线野(蓝色线与绿色线)衔接于一起

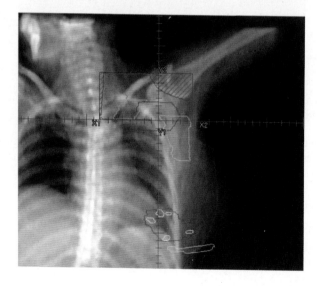

图 11.7　锁骨上及腋窝淋巴结靶区冠状面视图

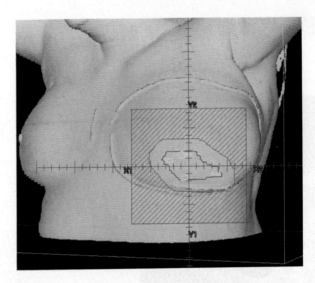

图 11.8　瘤床加量的三维视图:电子线射野采用个体化的挡块,射野包括瘤床(褐色线),金属夹(淡绿色线),手术瘢痕(灰色线)

(杨昭志 译)

推荐阅读

Dijkema IM, Hofman P, Raaijmakers CP et al (2004) Loco-regional conformal radiotherapy of the breast: delineation of the regional lymph node clinical target volumes in treatment position. Radiother Oncol 71:287–295

White J, Tai A, Arthur D et al (2011) Breast cancer atlas for radiation therapy planning: consensus definitions. Radiat Ther Oncol Group. http://www.rtog.org/CoreLab/ContouringAtlases/BreastCancerAtlas.aspx

第 12 章
非小细胞肺癌和小细胞肺癌

Daniel R. Gomez, Zhongxing Liao

靶区设计与勾画基本原则

- 以 CT 定位为基础的适形放疗技术是治疗非小细胞肺癌（non-small cell lung cancer, NSCLC）和小细胞肺癌（small cell lung cancer, SCLC）的标准技术。三维适形放疗 (three-dimensional conformal radiation therapy, 3D-CRT)和 IMRT 均采用多个入射野技术和剂量体积直方图评估系统。这一技术的关键是能够精确勾画出肿瘤靶区和正常组织，这需要我们熟悉掌握由密歇根大学发表的纵隔淋巴结分组的图谱[1]。

- 放疗计划制订过程中最主要的是详细评估呼吸运动影响和正确模拟定位。患者的理想放疗体位是双手举向头顶，使照射野的入射角有更多的选择。模拟定位最好选择四维(4D) CT, 它能确定靶区内运动的范围。如无法采用 4D-CT, 以下步骤能帮助评估靶区和胸腔内结构的运动：模拟定位时采用慢 CT 扫描，或获取最大吸气和呼气末的 CT 图像，了解靶区和关键器官的最大运动范围。

- 除勾画肿瘤靶区外，还要勾画以下正常组织：心脏、肺、脊髓、食管和臂丛神经(如果肿瘤位置靠上或上组气管旁/锁骨上区淋巴结需要照射时)。如果肿瘤位于靠近膈肌的右下肺，肝脏也应该勾画。臂丛神经的勾画共识最近已经发表[2], 可用于精确勾画时参考。

- 需要勾画的靶区包括：大体肿瘤体积(gross tumor volume, GTV)；临床靶区(clinical target volume, CTV)；内靶区(internal target volume, ITV)；计划靶区(planning target volume, PTV)。

- NSCLC 和 SCLC 如果有可见病灶，累及野照射已被广泛接受。有文献显示，累及野照射后区域淋巴结的复发率低[3,4], 累及野对淋巴结预防照射的随机分组研究也表明，累及野的疗效更好[5]。因此，如果肿瘤部位明确，不应常规行淋巴结预防照射。

- 靶区勾画可见病灶时需参考以下信息：临床体检、增强 CT、PET(尤其对 NSCLC)和纵隔镜或气管超声(endobronchial ultrasound，EBUS)对纵隔的评估。

- GTV 到 PTV 外放边界的方法有 2 种：一是先从 GVT 外放到 CTV，再根据靶区运动范围外放到 ITV，随后再根据患者的每天摆位误差外放到 PTV。另一个方法是，先勾画 GTV，然后在 4D-CT 上勾画出 GTV 的运动靶区，我们定义为 iGTV，随后再外放创建 iCTV (相当于 ITV)，然后再进一步外放到 PTV。后者是美国安德森肿瘤中心(MDACC)的常用方法。

- GTV(或 iGTV)到 CTV 的标准外放边界是 0.6~0.8cm，正如以往的病理研究中已经描述的[6]。CTV(或 ITV)到 PTV 的外放边界如下：若不测量肿瘤运动范围，也不采用每天图像引导 (image-guided radiation therapy，IGRT)，则外放边界为 1.0~1.5cm。采用 IGRT，即每天放疗时采用 kV 摄片或锥形 CT 扫描验证。如果仅仅行 4D-CT 或 CBCT(两者不同时做)，外放边界 0.5~1.0cm；如果 4D-CT 和每天 kV 验证片同时使用，则外放 0.5cm 边界；若 4D-CT 和 CBCT 引导同时使用，则外放 0.3cm。在笔者所属的中心，对立体定向放疗或大分割放疗患者，每天用 CBCT 扫描，则 CTV 到 PTV 的外放边界为 0.3cm。常规分割放疗同期化疗或不化疗的患者，每天 kV 摄片验证(通常每周一次 CBCT 扫描)时，则 CTV 到 PTV 的外放边界是 0.5cm。

- NSCLC 术后放疗的靶区勾画，尚无统一方案。随着 CT 计划的发展，有些单位的靶区越来越小。例如，仅仅治疗淋巴结累及区域、同侧肺门和阳性淋巴结的上下各预防一站。MDACC 的靶区相对较大，包括了所有手术后阳性淋巴结区域，以及双侧纵隔、同侧肺门。如果肿瘤位于上部，还包括锁骨上淋巴结区。具体靶区与 Lung-ART 试验中的靶区相似[7]。但这一方法并未被普遍采纳。

- SCLC 患者，GTV 到 CTV 外放边界尚无统一标准，通常可用 0.5~1cm，且包括同侧肺门。正在进行的 CALGB 30610/RTOG 0538 多中心研究即推荐此方案。在 MDACC，所有患者均进行图像引导，因此，CTV 到 PTV 的边界外放仅 0.3~0.5cm。

- 局限期和广泛期 SCLC 的推荐靶区和处方剂量没有明显不同。照射靶区均采用累及野技术，处方剂量如下：有一随机分组研究中[8]，广泛期 SCLC 患者的纵隔给予 1.5Gy/次，2 次/天，54Gy/36 次；在 MDACC，常用的剂量是 1.5Gy/次，2 次/天，45Gy/30 次。

- NSCLC 和 SCLC 的标准剂量见表 12.1。根据靶区的总剂量和分割剂量的不同来确定正常组织的限制剂量，详见近来发表的《临床中正常组织的副反应定量分析》[9]。分期依据 AJCC 第 7 版[10](表 12.1，图 12.1 至图 12.6)。

表 12.1　肺癌放疗方案

肺癌	治疗剂量
NSCLC, Ⅰ 期 SBRT	50~70Gy, 5~20Gy/次
NSCLC, Ⅱ~Ⅲ 期	60~74Gy, 18~2.0Gy/次
肺上沟瘤	60~74Gy, 18~2.0Gy/次 或 超分割减少神经损伤, 即 : 1.2Gy/次×58 次 (BID)=69.6Gy
SCLC 局限期或广泛期	1.5Gy/次, BID, 45Gy 或 61.2Gy 同期加量 : 1.8Gy/次,QD,16 次, 然后 1.8Gy/次,BID,18 次 (9 天) 或 常规分割,2.0Gy/次,70Gy/35 次

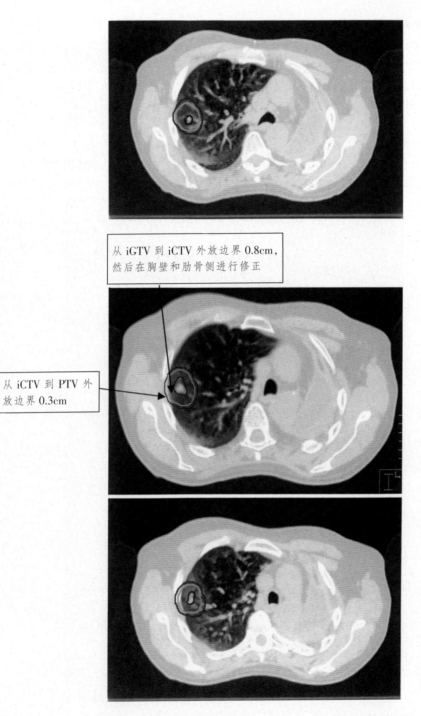

从 iGTV 到 iCTV 外放边界 0.8cm，
然后在胸壁和肋骨侧进行修正

从 iCTV 到 PTV 外
放边界 0.3cm

图 12.1　NSCLC 腺癌，T1N0。患者右肺上叶肿瘤合并明显的慢性阻塞性肺病，不适合手术治疗。放疗剂量是
12.5Gy×4 次=50Gy。iGTV–红色线；iCTV–绿色线；PTV–蓝色线

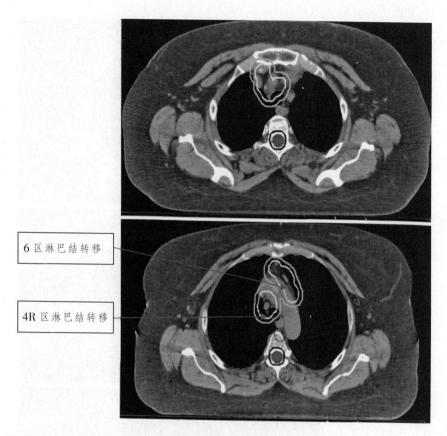

6 区淋巴结转移

4R 区淋巴结转移

图 12.2　ⅢB 期 NSCLC。患者右上肺 4cm 肿块伴有右肺门和隆突下淋巴结转移。CT 的肺窗上勾画出原发灶和肺门区域,纵隔病变在纵隔窗显示更好。GTV-红色线;CTV-金色线;PTV-青绿色线(转下页)

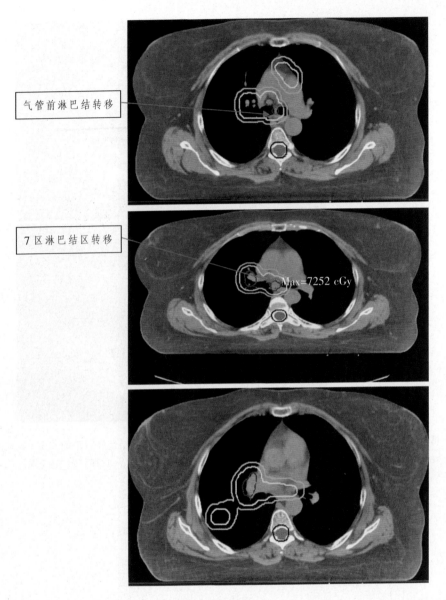

图 12.2（接上页）

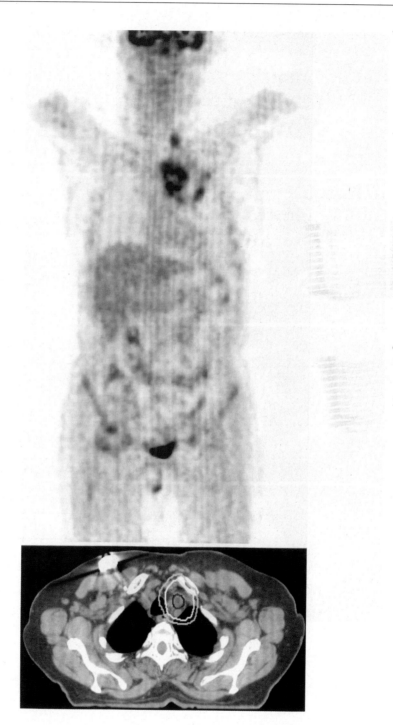

图 12.6 小细胞肺癌。该患者患局限期 SCLC，前纵隔和弓旁淋巴结转移、左肺门侵犯。由于该患者是 SCLC，故照射野包括转移淋巴结，仅仅包括相应纵隔和肺门区域。处方剂量：1.5×30 次（BID）=45Gy。GTV–红色线；CTV–黄色线；PTV–青绿色线；食管–绿色线（转下页）

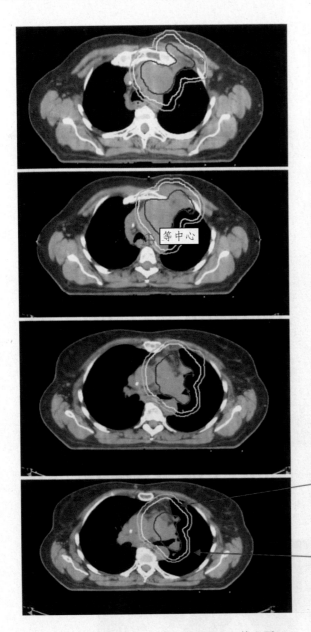

等中心

GTV 到 CTV 外放 1.0cm,
食管侧稍作修改以减少受
照剂量

CTV 到 PTV 外放 0.5cm,
每天拍 kV 验证片进行图
像引导下放疗

图 12.6(接上页)

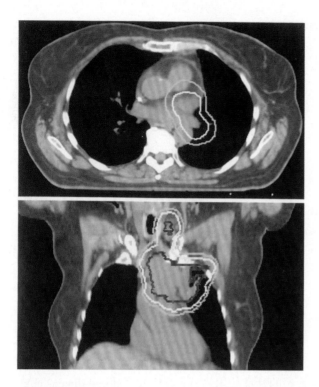

图 12.6(接上页)　　　　　(赵快乐 译)

参考文献

1. Chapet O, Kong FM, Quint LE et al (2005) CT-based definition of thoracic lymph node stations: an atlas from the University of Michigan. Int J Radiat Oncol Biol Phys 63:170–178

2. Kong FM, Ritter T, Quint DJ et al (2011) Consideration of dose limits for organs at risk of thoracic radiotherapy: atlas for lung, proximal bronchial tree, esophagus, spinal cord, ribs, and brachial plexus. Int J Radiat Oncol Biol Phys 81(5):1442–1457

3. Rosenzweig KE, Sim SE, Mychalczak B et al (2001) Elective nodal irradiation in the treatment of non-small-cell lung cancer with three-dimensional conformal radiation therapy. Int J Radiat Oncol Biol Phys 50:681–685

4. Rosenzweig KE, Sura S, Jackson A et al (2007) Involved-field radiation therapy for inoperable non small-cell lung cancer. J Clin Oncol 25:5557–5561

5. Yuan S, Sun X, Li M et al (2007) A randomized study of involved-field irradiation versus elective nodal irradiation in combination with concurrent chemotherapy for inoperable stage III nonsmall cell lung cancer. Am J Clin Oncol 30:239–244

6. Giraud P, Antoine M, Larrouy A et al (2000) Evaluation of microscopic tumor extension in non-small-cell lung cancer for three-dimensional conformal radiotherapy planning. Int J Radiat Oncol Biol Phys 48:1015–1024

7. Spoelstra FO, Senan S, Le Pechoux C et al (2009) Variations in target volume definition for postoperative radiotherapy in stage III non-small-cell lung cancer: analysis of an international contouring study. Int J Radiat Oncol Biol Phys 76:1106–1113

8. Jeremic B, Shibamoto Y, Nikolic N et al (1999) Role of radiation therapy in the combined-modality treatment of patients with extensive disease small-cell lung cancer: a randomized study. J Clin Oncol 17:2092–2099

9. Marks LB, Yorke ED, Jackson A et al (2010) Use of normal tissue complication probability models in the clinic. Int J Radiat Oncol Biol Phys 76:S10–S19

10. American Joint Committee (2010) Cancer staging manual, 7th edn. Springer, New York

第 13 章

食管癌

Daniel R. Gomez, Steven H. Lin, Stephen Bilton, Zhongxing Liao

靶区设计与勾画基本原则

- 以 CT 为基础的适形放疗技术是治疗食管癌的标准技术。三维适形放疗(three-dimensional conformal radiation therapy,3D-CRT)和 IMRT 采用的技术均为多个入射野和剂量体积直方图评估系统。该技术的关键是能精确勾画正常组织和肿瘤靶区。同时,也需要我们掌握纵隔解剖结构,包括肺、心脏、脊髓、气管和正常食管[1]。

- 模拟定位。患者的理想治疗体位是双手上举,使照射野的入射角有更多的选择。模拟定位最好选择 4D-CT,有益于确定胸腔内靶区移动范围。若无法采用 4D-CT,可采用以下步骤确定胸腔内结构的内靶区:模拟定位时采用慢速螺旋 CT 扫描,或获取最大吸气和呼气末的 CT 图像,了解靶区和关键器官的最大运动范围。对下段食管癌患者,建议定位和每次放疗前禁食 3~4 小时, 减少胃和小肠的气体对每次放疗时的剂量分布差异的影响。若使用 IMRT,定位时最好采用增强 CT,以便更好地勾画淋巴结。

- 为了勾画靶区的方便,食管癌在解剖上分为 2 个段,上段食管肿瘤(包括颈段食管)和下段食管肿瘤[包括食管胃结合部(GE)肿瘤]。原发灶位于食管下段和侵犯到上段的食管肿瘤均可采用以下勾画指南。

- 为了用于 DVH 图的计算,所有食管癌均勾画全食管和肺;此外,上段食管癌还勾画臂丛神经和喉;下段食管癌还勾画心脏、肝脏和肾脏。

- 靶区应勾画:GTV、CTV、ITV 和 PTV。

- 可见病灶的勾画应该参考:体检、增强 CT、PET、胃镜和腔内超声。腔内超声能更好地检测到 PET 或 CT 无法发现的胸腔内小淋巴结。

- GTV 外放到 CTV 的标准是食管纵轴上下 3~5cm,前后左右 1cm。上下外放更多,是考虑到在食管黏膜下常见肿瘤浸润,甚至可能存在多原发病灶。阳性淋巴结 GTV 外放到 CTV 的边界为 0.5~1.0cm。具体范围应该由主治医生根据病灶的浸润范围和运动范围来决定。
- 对已经明显侵犯到贲门和胃的食管癌而言,有些单位按照胃癌而不是食管癌来治疗。基于胃癌的勾画指南(详见胃癌一章),应该考虑进行腹腔镜检查和放置 J 形管、术前放化疗[2]或术后放化疗[3]。靶区应该包括区域淋巴结,例如食管旁、胃周、脾门、胃左、肝门、腹腔干和 SMA 淋巴结区域。患者应该进行肾血流灌注扫描,用以评估治疗的安全性。

表 13.1 食管癌勾画推荐方法小结

肿瘤部位	定义	GTV 到 CTV 边界	CTV 到 PTV 边界 [a]	预防淋巴结	剂量 [b]
上段食管癌	隆突以上	上下 3~5cm 环周 1cm	无 IGRT 或脏器运动评估 (1.0~1.5cm) IGRT 或脏器运动评估 (0.5~1.0cm) IGRT 和脏器运动评估 (0.5cm)	食管旁、锁骨上淋巴结	1.8~2.0Gy/次,共 50.4~70Gy
下段食管癌	隆突以下	同上段食管癌	同上	食管旁、腹腔干淋巴结 根据肿瘤侵犯胃的范围,考虑胃周、脾门、胃左、肝门、SMA 淋巴结区	41.4~50.4Gy/28 次 [a]

[a] CTV(或 ITV)到 PTV 的边界是:如果没有进行内靶区或每天的图像引导(IGRT),如 kV 验证片,则外放 1.0~1.5cm。如果进行 4D-CT 或 IGRT,但没有同时采用,则 4D-CT 外放 0.5~1.0cm。如果 4D-CT 和 IGRT 同时采用,则外放 0.5cm

[b] 基于剂量递增试验 INT0123 的结果,没有证明 65Gy 疗效更优[4] 时采用,则 4D-CT 外放 0.5~1.0cm。如果 4D-CT 和 IGRT 同时采用,则外放 0.5cm

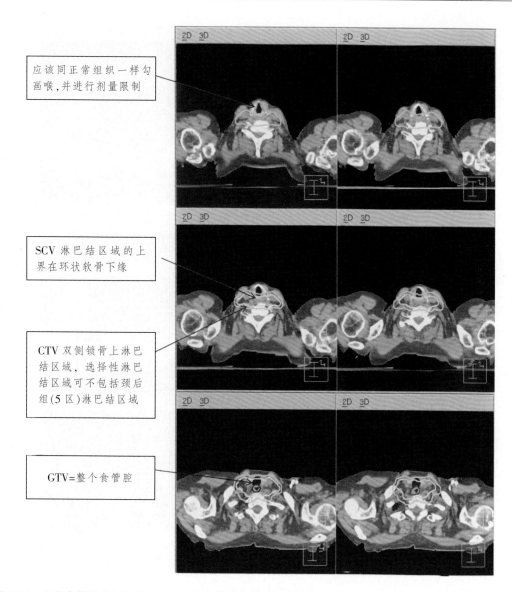

应该同正常组织一样勾画喉,并进行剂量限制

SCV 淋巴结区域的上界在环状软骨下缘

CTV 双侧锁骨上淋巴结区域,选择性淋巴结区域可不包括颈后组(5 区)淋巴结区域

GTV=整个食管腔

图 13.1 上段食管鳞状细胞癌,uT3N0。该患者肿瘤位于门齿 15~19cm,侵犯了食管全周的 40%。用 IMRT 给予 54Gy/30 次。GTV–红色线;CTV–黄色线;PTV–青绿色线(转下页)

食管周围淋巴结包括在 CTV 内

因为每天拍 kV 验证片，CTV 到 PTV 仅外放 0.5cm

CTV 是上下外放 3cm，四周外放 1cm，但根据解剖学边界调整。由于考虑到黏膜下浸润，上下外放边界更大

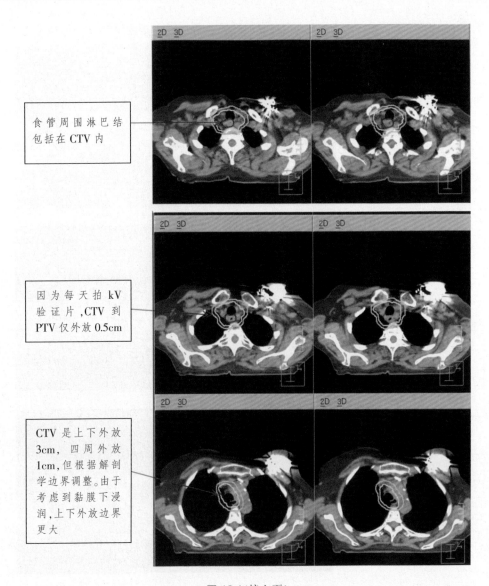

图 13.1(接上页)

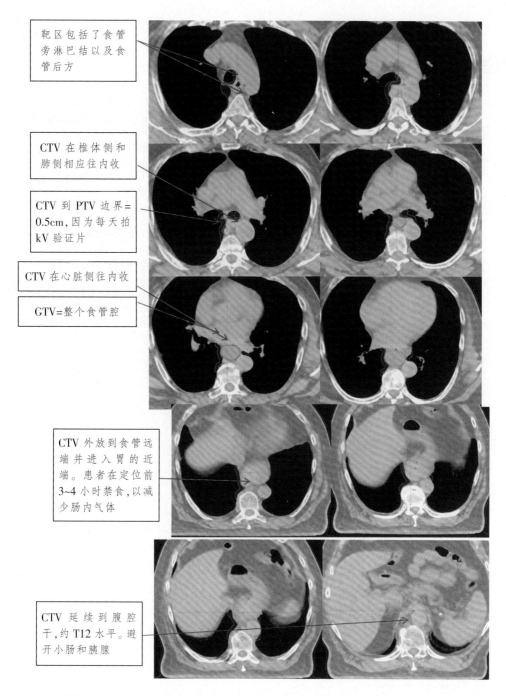

靶区包括了食管旁淋巴结以及食管后方

CTV 在椎体侧和肺侧相应往内收

CTV 到 PTV 边界 = 0.5cm，因为每天拍 kV 验证片

CTV 在心脏侧往内收

GTV = 整个食管腔

CTV 外放到食管远端并进入胃的近端。患者在定位前 3~4 小时禁食，以减少肠内气体

CTV 延续到腹腔干，约 T12 水平。避开小肠和胰腺

图 13.2 下段食管癌。患者患有下段食管腺癌 uT3N0M0，肿瘤位于门齿下 29~35cm（贲门为门齿下 38cm）。靶区包括食管旁淋巴结、靠近 GEJ 的部分胃、腹腔干淋巴结。GTV-红色线；CTV-黄色线；PTV-青绿色线

（赵快乐 译）

参考文献

1. Kong FM, Ritter T, Quint DJ, Senan S, Gaspar LE, Komaki RU, Hurkmans CW, Timmerman R, Bezjak A, Bradley JD et al (2011) Consideration of dose limits for organs at risk of thoracic radiotherapy: atlas for lung, proximal bronchial tree, esophagus, spinal cord, ribs, and brachial plexus. Int J Radiat Oncol Biol Phys 81(5):1442–1457
2. Ajani JA, Winter K, Okawara GS, Donohue JH, Pisters PW, Crane CH, Greskovich JF, Anne PR, Bradley JD, Willett C et al (2006) Phase II trial of preoperative chemoradiation in patients with localized gastric adenocarcinoma (RTOG 9904): quality of combined modality therapy and pathologic response. J Clin Oncol 24(24):3953–3958
3. Macdonald JS, Smalley SR, Benedetti J, Hundahl SA, Estes NC, Stemmermann GN, Haller DG, Ajani JA, Gunderson LL, Jessup JM et al (2001) Chemoradiotherapy after surgery compared with surgery alone for adenocarcinoma of the stomach or gastroesophageal junction. N Engl J Med 345(10):725–730
4. Minsky BD, Pajak TF, Ginsberg RJ, Pisansky TM, Martenson J, Komaki R, Okawara G, Rosenthal SA, Kelsen DP (2002) INT 0123 (Radiation Therapy Oncology Group 94–05) phase III trial of combined-modality therapy for esophageal cancer: high-dose versus standard-dose radiation therapy. J Clin Oncol 20(5):1167–1174

表 14.6 根据胃原发肿瘤部位而推荐的淋巴引流范围：贲门/近端 1/3 胃和胃窦幽门/近端 1/3 胃

部位和分期（AJCC 第 7 版）	残胃	肿瘤床体积 a	淋巴引流区
贲门近端 1/3 胃	建议照射，但需避开 2/3 体积的一侧肾脏（通常是右肾）	根据 T 分期而定	根据 N 分期而定，避开 2/3 体积的一侧肾脏
胃窦远端 1/3 胃	建议照射，但需避开 2/3 体积的一侧肾脏（通常是左肾）		
T3N0	可选，需根据外科病理报告 b	近端：左侧横膈中部，毗邻的腰床（±胰尾）；远端：胰头（±胰体），十二指肠第一段和第二段	近端：不包括或照射 PG c；远端：不包括或照射 PG；可选淋巴结区域：CN，SplNs，HNpd，PHN c
T4aN0	可选，根据外科病理报告 b	近端：左侧横膈中部，毗邻的腰床（±胰尾）；远端：胰头（±胰体），十二指肠第一段和第二段	近端：不包括或照射 PG；远端：不包括或照射 PG；可选淋巴结区域：CN，SplNs，HNpd，PHN c
T4bN0	近端：可选，根据外科病理报告 b；远端：建议照射，根据外科病理报告 b	T4aN0 中的病灶体积和外侵部位加 3~5cm 边界	近端：受侵部位相关淋巴结区域±PG，PEN，MN，CN；远端：受侵部位相关淋巴结区域±PG，SplNs，HNpd，CN，PHN
T1~3N+	建议照射	T1~2 不包括，T3 同上	近端：PG，CN，SplN，SplNs，±PEN，MN，HNpd，PHN d；远端：PG，CN，HNpd，PHN，SplNs，脾门；可选淋巴结区域：脾门
T4a/bN+	建议照射	同 T4a/bN0	同 T1~3N+ 和 T4bN0

Modified from Gunderson and Tepper[2]

淋巴结：PG，胃周；CN，腹腔干；SplN，脾；SplNs，腹腔上；PHN，肝门；HNpd，胰十二指肠；PEN，食管周；MN，纵隔

a 应用术前影像（CT、钡剂造影）、外科标记和术后影像（CT、钡剂造影）

b 对于病理证实的切缘>5cm 的肿瘤，残胃治疗是可选的，特别是存在潜在的正常组织损伤增加的情况下

c 如果足够的外科淋巴结清扫术（D2）且至少 10~15 个经病理确认的检出淋巴结，T3~4aN0 的淋巴结区域照射为选择性

d 胰十二指肠和肝门淋巴结有着较低的淋巴结阳性率（10~15 个检出淋巴结中 1~2 个阳性淋巴结），这个区域不必照射。而如果食管已受侵，食管周围和纵隔淋巴结则有着转移风险

T2N1M0 远端胃大部切除术后的胃窦/幽门腺癌的 CTV 勾画

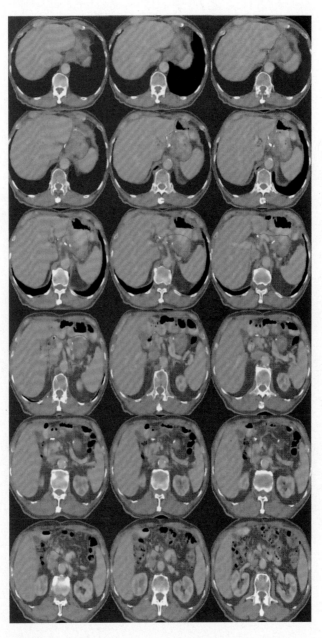

图 14.5　远端胃大部切除术后的胃窦/幽门腺癌 T2N1M0 CTV 的勾画(转下页)

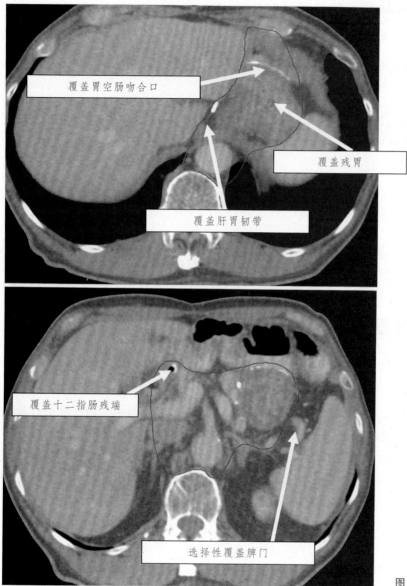

覆盖胃空肠吻合口

覆盖残胃

覆盖肝胃韧带

覆盖十二指肠残端

选择性覆盖脾门

图 14.5(接上页)

（李桂超　译）

参考文献

1. Hartgrink HH, Van De Velde CJH (2005) Status of extended lymph node dissection. J Surg Oncol 90:153–165
2. Gunderson LL, Tepper JE (eds) (2007) Clinical radiation oncology, 2nd edn. Churchill Livingstone/Elsevier, Philadelphia

第 15 章
无法切除的胰腺癌

Karyn A. Goodman, Michael R. Folkert

靶区设计与勾画基本原则

- IMRT 技术已经逐渐成为无法切除的胰腺癌和临界可切除的胰腺癌根治性放疗或新辅助放疗的标准治疗手段。

- 除了常规体格检查,影像学检测对于肿瘤的诊断、分期及治疗是不可缺少的。除了有禁忌证的患者(肾脏疾病或过敏),所有的患者均应该接受造影增强 CT 以明确肿瘤侵犯大血管的情况。若患者碘油造影剂过敏,可考虑用 MRI 代替。虽然可考虑采用 PET/CT,但是其对于靶区勾画的确切作用还未得到充分证实。

- 由于胰腺随着呼吸运动会产生较大的移动,强烈建议治疗时对呼吸运动进行控制。金属标记应该在定位前通过经皮、术中或内镜技术被放置,以用于呼吸运动控制的参考。呼吸运动控制技术包括呼吸门控技术、屏气训练、呼吸运动跟踪和腹部压迫等。

- 静脉造影增强下的 CT 模拟定位(除了有禁忌证患者)可帮助 GTV 靶区及淋巴结的勾画:
  —患者双手抱头置于额前,口服和静脉应用造影剂(通常 100mL 碘海醇),4D-CT 扫描(从隆突至髂嵴)。
  —若采用呼吸门控技术,放疗计划制作在呼气末扫描图像上,在 4D-CT 上评估植入标记的移动(表 15.1 和表 15.2,图 15.1 和图 15.2)。

表 15.1　局部进展期或临界可切除的胰腺癌的靶区

靶区	定义和描述
GTV	包括与胰腺内和活检病理证实的肿块相对应的 CT 上的低密度灶，以及 CT 上可见的任何阳性淋巴结,动脉相(在呼气相勾画)
CTV	CTV 包括所有的相关淋巴结区域,包括肝门、腹腔干/SMA、PA/RP 淋巴结(大约从 T11 到 L2 下缘,可以根据原发肿瘤的位置进行调整)[2];上下界范围主要由相应的淋巴结区域和肿瘤的重叠覆盖区决定
	一般情况下,GTV 也可以外扩 1cm,这样外扩的体积也随即融合到淋巴结 CTV 中[1]。
PTV5040	CTV 外扩 5mm(TD 50.4Gy,1.8Gy/次)
PTV5600	GTV 外扩 3~5mm 边界,与十二指肠的重叠区域最小化后定(TD 56Gy,2Gy/次)。这是一个基于纽约纪念医院斯隆–凯特琳肿瘤中心的标准治疗方案的同期加量治疗指南

CTV,临床肿瘤体积;SMA,肠系膜上动脉;PA,主动脉旁;RP,腹膜后;GTV,大体肿瘤体积

表 15.2　正常组织限量

组织器官	剂量限制
肝脏	平均剂量<25Gy,70%<20Gy
肾脏	2/3<18Gy 或 70%<15Gy
脊髓	呼吸门控时:最大剂量<40Gy;非呼吸门控时:最大剂量<45Gy
十二指肠	50%<30Gy;最大剂量<102%处方剂量
心脏	V20<30%,V30<20%,70%<15Gy

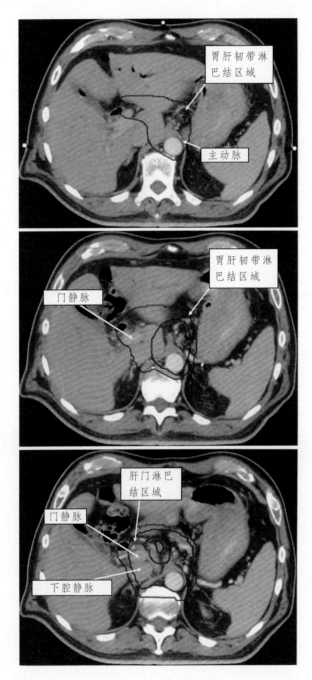

图 15.1　T4N0 无法切除胰腺癌(5cm 胰头肿块,压迫门静脉,包绕肝总动脉和胃十二指肠动脉,邻近腹腔干、肝固有动脉、肠系膜上动脉)。给予患者 4D-CT 定位扫描,2.5mm 层厚。GTV–红色线;CTV–蓝色线;PTV5040–绿色线;PTV5600–粉色线。这些仅是罗列的代表性层面,未包括所有的层面。PV,门静脉;IVC,下腔静脉;SMV,肠系膜上静脉;SMA,肠系膜上动脉;GTV,大体肿瘤体积(转下页)

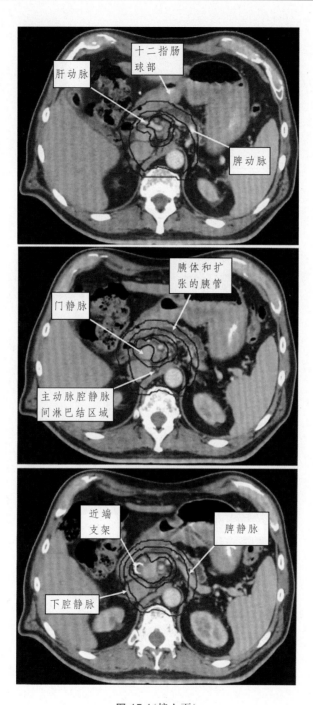

图 15.1(接上页)

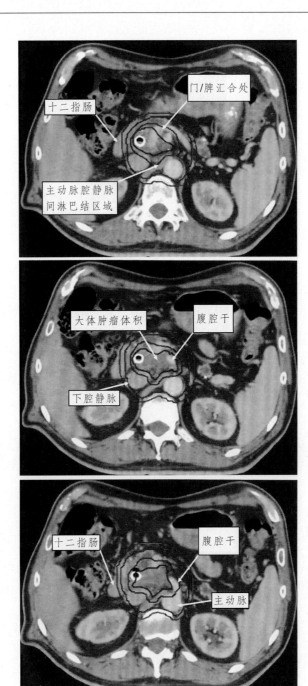

图 15.1(接上页)

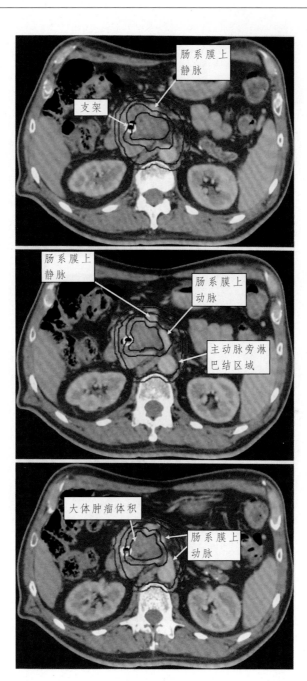

图 15.1(接上页)

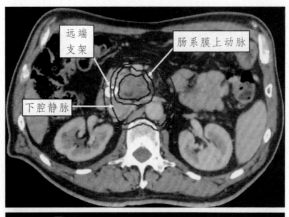

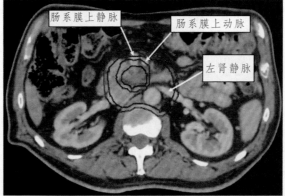

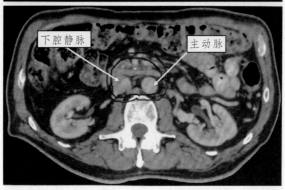

图 15.1(接上页)

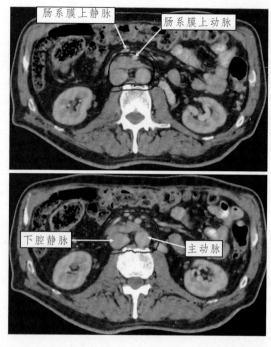

图 15.1(接上页)

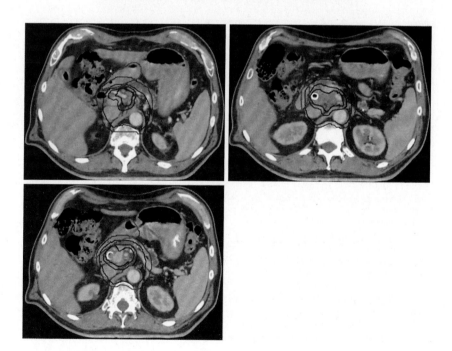

图 15.2　无法手术的胰腺癌给予 PTV5600 照射。GTV(红色线)外扩 3~5mm 所得的 PTV(粉色线)进行修改，使得与十二指肠(黄色线)重叠最小。与图 15.1 一致，CTV–蓝色线；PTV5040–绿色线

胰腺癌术后辅助放化疗靶区勾画的一般原则

- IMRT 正逐渐成为胰腺癌术后辅助放化疗的标准治疗手段。
- 术前影像学检查有助于瘤床的勾画;术后影像学检查有助于:

  对于转移的评估,术后放疗对于转移患者可能不提供明显的治疗益处。

  对于复发的评估,可能以同期加量或缩野加量的形式给予加量放疗。
- CT 模拟定位:应该给予静脉增强造影(除非有禁忌证)以便于淋巴结的勾画。

  双手抱头置于额前,口服和静脉应用造影剂(通常 100mL 碘海醇),4D-CT 扫描(从隆突至髂嵴)。

  如果采用呼吸门控技术,放疗计划制作在呼气末扫描图像上,在 4D-CT 上评估术中植入标记的移动。
- 综合指南见 RTOG 网站:http://www.rtog.org/CoreLab/ContouringAtlases/Pancreas- Atlas.aspx (表 15.3 和表 15.4,图 15.3)。

表 15.3 辅助放疗的靶区体积

靶区	定义和描述
GTV	在胰腺计划 CT 上(动脉相,使用 4D-CT 扫描在呼气相勾画)可见的阳性边界区域(根据手术病理报告)或任何残留或复发的肿瘤
CTV	CTV 包括腹主动脉旁淋巴结(Ao),胰腺空肠造口术(PJ),门静脉段(PV),腹腔干(CA),肠系膜上动脉(SMA),术后瘤床(Postop):
	Ao 外扩是从 PV、CA 或 SMA 最上端的层面至 L2 或 L3 下端 (如果有低位的肿瘤)(图 15.4)
	PJ 的鉴别通常沿着胰腺在内侧及前面的残留部分直至空肠残端的吻合部分出现为止
	PV 是沿着 IVC 前面和内侧走向的静脉部分,止于 SMV 或脾静脉汇合处前。
	SMA 是血管近端的 2.5~3cm
	CA 是血管最近端的 1.0~1.5cm
	Postop 是术前扫描时被肿瘤占据的区域
	Ao 向右外扩 2.5cm,向左外扩 1cm,后方外扩 0.2cm,前方外扩 2cm;PJ、PV、SMA、CA 和 Postop 均外扩 1cm;这两个外扩区域融合生成 CTV,然后进行调节以确保淋巴引流区域的覆盖,同时限制与肾脏的重叠
	特殊情况:以上治疗原则针对胰头肿瘤;对于胰尾肿瘤,PV 的覆盖应该被脾门淋巴结所取代(图 15.5)
PTV5040	CTV 外扩 5mm(50.4Gy,1.8Gy/次)
PTV5600	GTV 外扩 3~5mm(56Gy,2.0Gy/次,同期加量),与小肠的重叠进行最小化

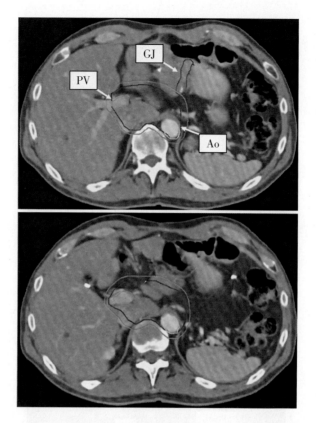

图 15.3　术后病例:1 例 pT1N1 可切除的胰腺癌患者(胰头 1.8cm 肿块,远端切缘阳性,3/13 淋巴结阳性)。绿色线–PTV;蓝色线–CTV;红色线–术后瘤床。相关结构包括胃空肠造口术(GJ),胰腺空肠造口术(PJ),主动脉(Ao),腹腔干(CA),肠系膜上动脉(SMA)。这里显示的为代表性层面,未包含所有层面(转下页)

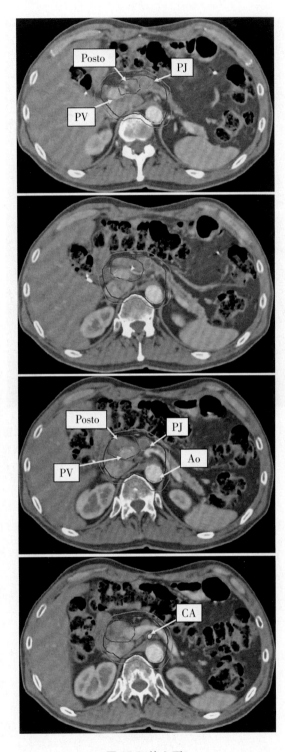

图 15.3(接上页)

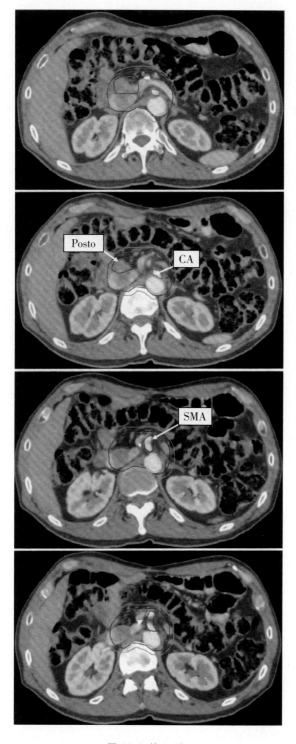

图 15.3(接上页)

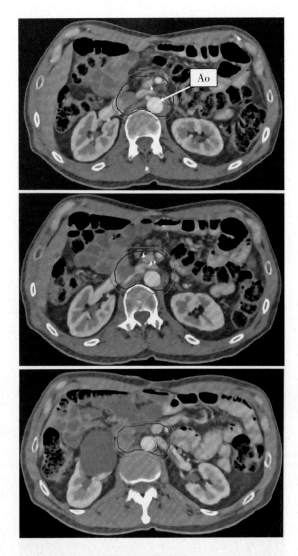

图 15.3(接上页)

表 15.4 正常组织限量

组织器官	剂量限制
肝脏	平均剂量<25Gy,70%<20Gy
肾脏	2/3<18Gy 或 70%<15Gy
脊髓	D_{max}<40Gy
十二指肠	50%<30Gy
心脏	V20<30%, V30<20%, 70%<15Gy

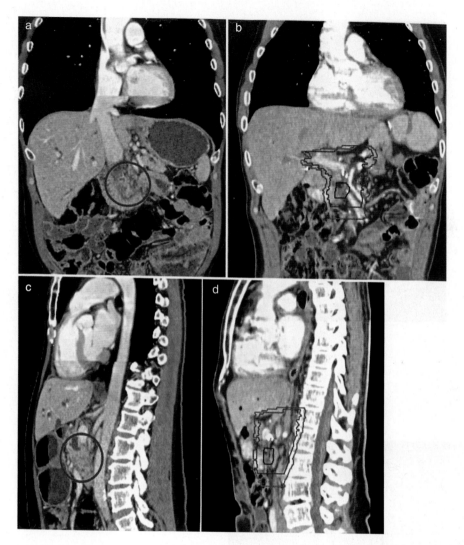

图 15.4　术后病例：低位肿瘤。1 例 pT3N1 可切除的胰腺癌患者（头部/钩突一个 2.3cm 肿块，后部及下部的边界<1mm，14/25 淋巴结阳性）。(a)冠状位术前 CT，肿瘤–红色线。(b)冠状位计划图像。PTV–绿色线；CTV–蓝色线；术后瘤床–红色线。(c)矢状位术前 CT，肿瘤–红色线。(d)矢状位计划图像，PTV–绿色线；CTV–蓝色线；术后瘤床–红色线。(e)横断面术前 CT，肿瘤–红色线。(f–h)横断面计划图像，PTV–绿色线；CTV–蓝色线；术后瘤床–红色线(转下页)

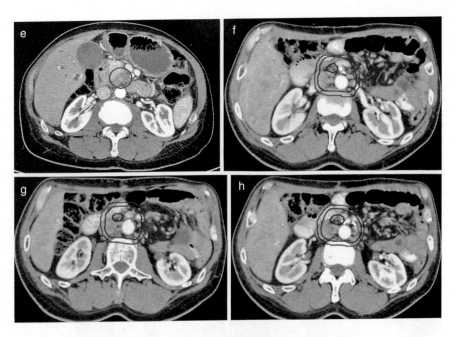

图 15.4（接上页）

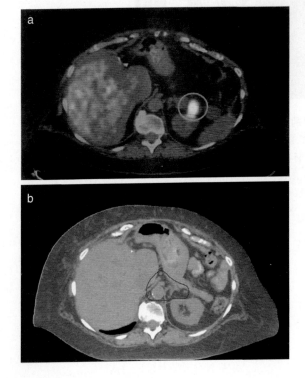

图 15.5　术后病例：远端胰腺癌。1 例 II A
(pT3N0) 胰腺癌患者（胰尾部 2.5cm 病灶，PNI/
VI+，切缘阴性，0/9 淋巴结。(a)术前 PET/CT 显
示胰尾部 FDG 摄取增高病灶；(b~e) 计划图像：
PTV–绿色线；CTV–蓝色线。显示术后瘤床、脾门
淋巴结、腹主动脉旁淋巴结、腹腔干/SMA 淋巴结
覆盖情况。由于这例患者碘油过敏不能接受碘造
影剂增强扫描，所以采用 PET 对疾病进行评估。
比较图 15.3 和图 15.4 患者的血管情况可发现静
脉造影在 CTV 勾画血管中具有重要作用。PNI/VI，
PNI 周围神经侵犯；VI，血管侵犯（转下页）

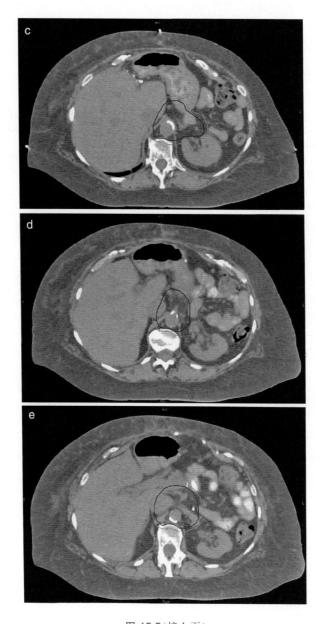

图 15.5(接上页)

（孙文洁　译）

参考文献

1. Lengelé B, Nyssen-Behets C, Scalliet P (2007) Anatomical bases for the radiological delineation of lymph node areas. Upper limbs, chest and abdomen, Radiother Oncol 84(3):335–347, (PMID is 17719668)
2. Goodman KA, Regine WF, Dawson LA, Ben-Josef E, Haustermans K, Bosch WR, Turian J, Abrams RA (2012) Radiation therapy oncology group consensus panel guidelines for the delineation of the clinical target volume in the postoperative treatment of pancreatic head cancer. Int J Radiat Oncol Biol Phys 83(3):901–908, (PMID is 22483737)

第 **16** 章

肝细胞性肝癌

Jason Chia-Hsien Cheng, Che-Yu Hsu, Sameh A. Hashem, Laura A. Dawson

靶区设计与勾画基本原则

- 三维适形放疗（three-dimensional conformal radiation therapy, 3D-CRT）已经成为肝细胞癌（hepatocellular carcinoma, HCC）的标准治疗技术。IMRT 可能有助于增强肿瘤靶区的覆盖率，同时减少正常组织的照射，尤其对于不规则形状的靶区照射。立体定向放射治疗（stereotactic body radiation therapy, SBRT）近年来也被开始使用。不同的受照射的肝脏体积和胃肠组织需应用个体化的处方剂量。

- 除了病史采集及体格检查，实验室辅助检查、肝功能评估和影像学检查也应该用以诊断、分期及治疗。患者应接受肝脏增强 CT 扫描（最好扫描三个时相：动脉、门静脉、延迟相），3~5mm 层厚。如果有 CT 造影剂禁忌证，也可以使用多时相动态 MRI 扫描，用于靶区勾画时对于 CT 的补充。

- 模拟定位和整个放疗过程中都可以采用半身或全身固定，最好使用真空垫固定，双手上举，以便体位重复及射野方向在空间上自由设置。呼吸协调系统应该由不衰减放疗剂量的材料组成，并且不应干扰共面及非共面射野时机架入射的方向。

- 具有多种技术的呼吸协调系统（如主动呼吸控制，腹部压迫）经常用于肝脏的呼吸运动控制。靶区勾画通常在多时相、多方式及呼吸控制的影像中进行（类似于 HCC 的诊断影像学检查）。由于每天肝脏位置的变化，也需考虑进行图像引导下的放射治疗（image-guided radiation therapy, IGRT）。

- 增强造影的 CT 模拟定位是有必要的，用于获得多时相的图像。在患者治疗体位时进行图像采集。不同时相的影像和（或）诊断图像的融合可以对大体肿瘤靶区（gross tumor volume, GTV）的勾画提供帮助。通常，具有活性的 HCC 在动脉期 CT 扫描显示最好（最亮），在静脉期及延迟期图像中相对于肝组织增强不是很明显。肿瘤侵犯血管结构(如门静脉或下腔静脉)的情况,通常在门静脉期或延迟静脉期 CT 图像中能够较好地显示。

- GTV 应该在计划 CT 的每一层均勾画。GTV 外扩 4~8mm 的边界形成临床靶区(clinical target volume,CTV),这可以根据个体化治疗方案进行选择。在 CTV 中,血管癌栓的外扩边界可以较小并且限制在血管结构内。或者,对于血管癌栓的 CTV 勾画可以较大,以包括一些可能包含亚临床病灶的血栓。

- 计划靶区(planning target volume,PTV)在三维方向上从 CTV(或 GTV)进行外扩,通常边界5~20mm,也取决于固定装置及呼吸协调系统的使用。PTV 包括由摆位误差和内脏器官移动所需要的边界,根据在透视和四维 CT 扫描中观察到的肝脏移动形成内靶区体积(internal target volume,ITV)。

- 建议的靶区包括大体肿瘤(肉眼可见的 GTV 和 CTV)和高危区域(镜下可见的 CTV)详见表 16.1(图 16.1 至图 16.4)。

表 16.1 GTV 和 CTV 区域靶区勾画推荐

靶区	定义和描述
GTV	肝脏肿瘤:在动脉期的增强 CT 中增强显示的肝内肿瘤,在静脉期或延迟期 CT 中排空 碘油沉积的肿瘤:碘油(白色)沉积在强化的肿瘤附近 血管癌栓:CT 动脉期癌栓强化,静脉期排空
CTV(肉眼可见)*	肝脏肿瘤:增强 CT 动脉期显示肝内强化肿瘤 碘油沉积肿瘤:邻近强化肿瘤的 TACE 区域被包含在 GTV 中 强化的肿瘤血栓
CTV(镜下可见^,选择性根据个体化病例及治疗方案)	肝内 GTV 外扩边界 4~5mm(肝内 HCC 外扩边界被用于治疗肉眼可见肿瘤,如果安全可采用更高的剂量) 癌栓 GTV 外扩 2~3mm 边界 邻近癌栓 GTV 的血栓 邻近 GTV 的射频切除区域 非直接邻近 GTV 的 TACE 区域
PTV	CTV+5~20mm(可能不对称),根据固定装置及呼吸控制情况。根据内脏器官移动和摆位误差制定边界

* 肉眼可见/大体 GTV:比如照射 39~54Gy/5~6 次;安全剂量可以根据正常组织限量给予减量

^选择性/镜下 CTV:比如照射 27.5~30Gy/5~6 次

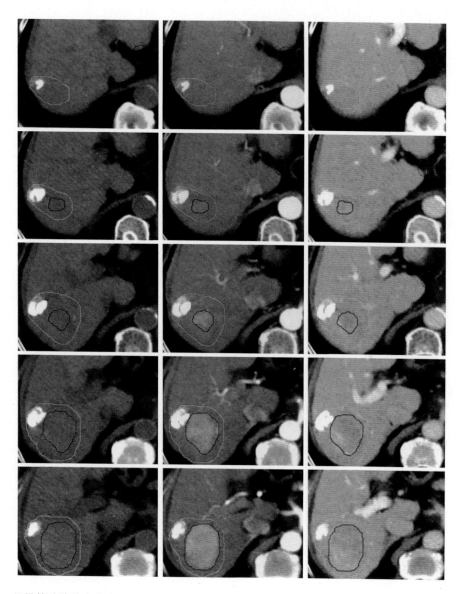

图 16.1　经导管动脉栓塞化疗(transcatheter arterial chemoembolization, TACE)耐受性 HCC。三个时相的增强 CT 模拟定位(从左至右:无增强,动脉期,门静脉期),采用主动呼吸控制使得肝脏固定,5mm 层厚。CTV(绿色线)包括强化显像的肿瘤(GTV,红色线),邻近 GTV 的碘油沉积,GTV 周围 5mm 边界(转下页)

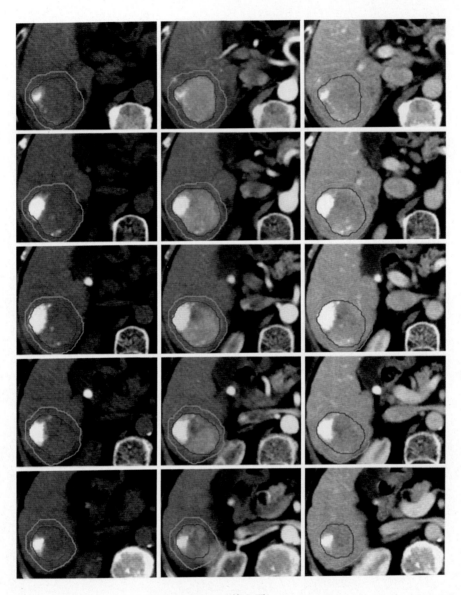

图 16.1(接上页)

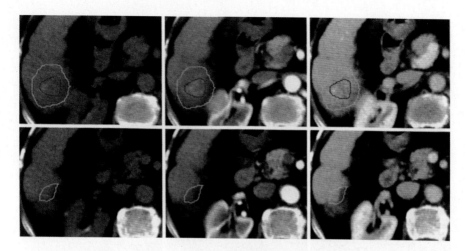

图 16.1（接上页）

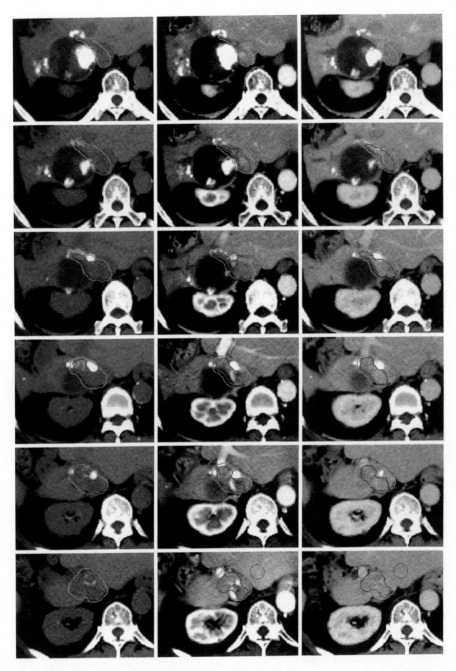

图 16.2　手术及 TACE 术后复发的 HCC，直接侵犯右侧门静脉和下腔静脉。三个时相的增强 CT 模拟定位（从左至右：无增强，动脉期，门静脉期），主动呼吸控制使得肝脏固定，5mm 层厚。CTV（CTV–绿色线）包括强化的肿瘤（GTV–红色线），癌栓及 GTV 周围 5mm 边界（转下页）

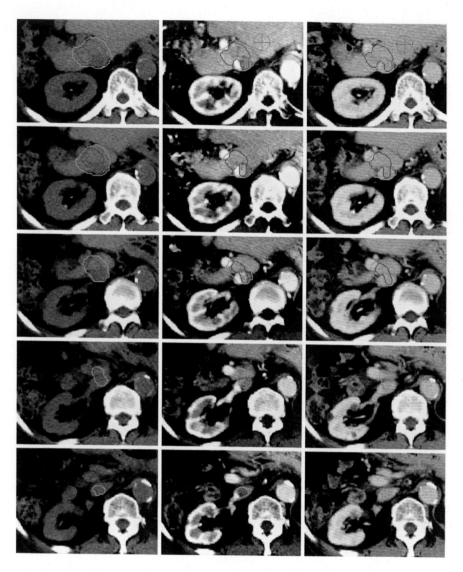

图 16.2(接上页)

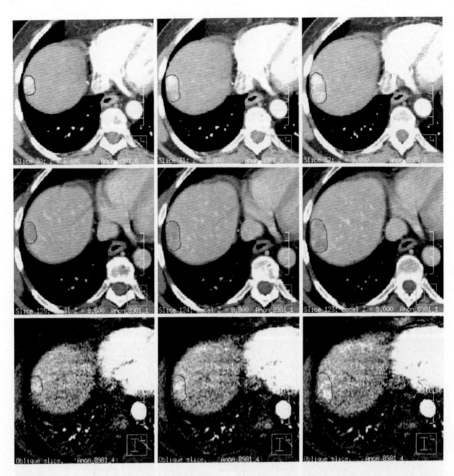

图 16.3　肝移植后复发的 HCC。在呼气时相的呼吸控制下得到的多时相 CT 和 MRI 图像。GTV(GTV-红色线)在动脉期 CT 显示为强化病灶(第一行),静脉期 CT 显示为排空(第二行)。融合的动脉期 T1 MRI 显示在第三行。对于邻近胸壁的肿瘤,尤其是使用 SBRT 的患者,应该考虑胸壁和肋骨所受剂量的勾画并记录(转下页)

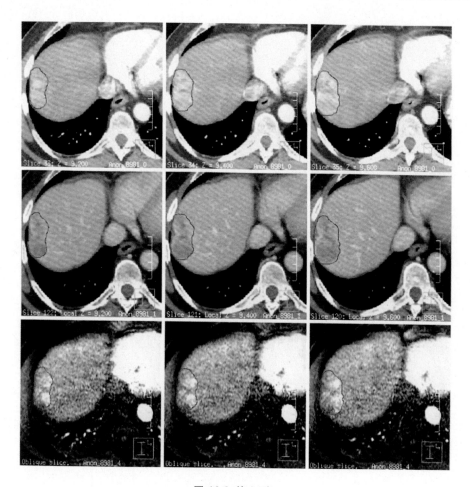

图 16.3(接上页)

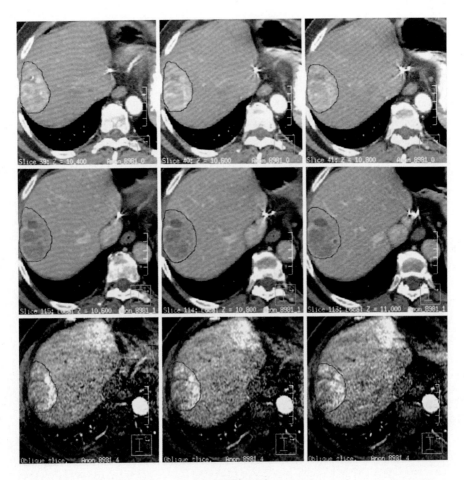

图 16.3(接上页)

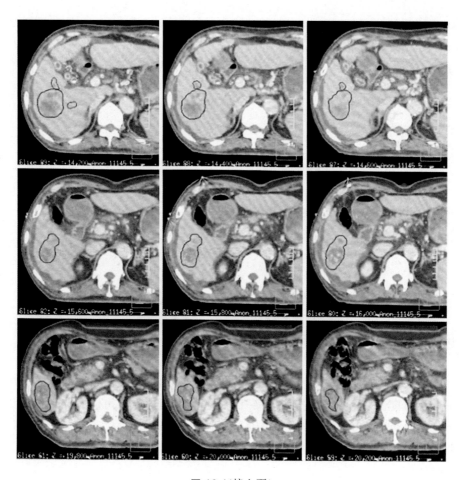

图 16.4(接上页)

（孙文洁 译）

推荐阅读

Cheng JC, Chuang VP, Cheng SH, Huang AT, Lin YM, Cheng TI, Yang PS, You DL, Jian JJ, Tsai SY, Sung JL, Horng CF (2000) Local radiotherapy with or without transcatheter arterial chemoembolization for patients with unresectable hepatocellular carcinoma. Int J Radiat Oncol Biol Phys 47:435–442

Tse RV, Hawkins M, Lockwood G, Kim JJ, Cummings B, Knox J, Sherman M, Dawson LA (2008) Phase I study of individualized stereotactic radiotherapy for hepatocellular carcinoma and intrahepatic cholangiocarcinoma. J Clin Oncol 26:657–664

Wang NH, Ji Y, Zeng ZC, Tang ZY, Fan J, Zhou J, Zeng MS, Bi AH, Tan YS (2010) Impact factors for microinvasion in patients with hepatocellular carcinoma: possible application to the definition of clinical tumor volume. Int J Radiat Oncol Biol Phys 76:467–476

第 **17** 章

直肠癌

Joey G. Bazan, Albert C. Koong, Daniel T. Chang

靶区设计与勾画基本原则

- 体格检查是直肠癌分期、放疗计划制订和实施的重要部分,与影像学检查同样重要。对于体检可扪及的直肠肿瘤,应需注意病灶距肛缘的距离。盆腔 CT 可以评价直肠原发肿瘤和区域淋巴结的状态。PET 或 PET/CT 可以很好地显示病灶范围,故已越来越多地运用于直肠分期和靶区勾画。然而,PET 显示低摄取的区域并不能取代体格检查的结果和 CT 发现的异常病灶。

- MRI 可用来评价直肠肿瘤浸润至直肠系膜脂肪层(T3 期)、邻近器官(T4 期)以及评估手术阴性切缘的情况,正越来越多地用于直肠癌的术前分期。MR 的影像融合对制定治疗计划也有一定的帮助。

- 应采用 CT 模拟定位(采用静脉造影剂)用于盆腔血管和 GTV 的靶区勾画。PET/CT 的影像融合也有助于靶区的勾画。同时 CT 模拟定位时应在肛门处放置标记。

- 为确保摆位的可重复性,患者可采用仰卧位体膜固定或其他固定装置。采用俯卧位腹板固定可减少肠道的照射。

- 膀胱充盈/排空状态在放疗时也需要考虑,尤其是使用调强放疗时。膀胱充盈状态可减少进入盆腔的肠道的照射;膀胱排空状态时可得到更好的重复性。

- 靶区(包括 GTV 和 CTV)应在计划 CT 图像上逐层勾画。

- 直肠癌放疗推荐的 CTV 靶区范围见表 17.1 和 17.2[1,2]。

- 推荐的 PTV(一般危险)剂量为 45Gy(1.8Gy/次)。

- 推荐的 T3 期和 T4 期 PTV(高度危险)剂量分别为 50.4Gy(1.8Gy/次)和 54~55.8Gy(1.8Gy/次),见表 17.1 和 17.2。

表 17.1　直肠癌术前放疗推荐靶区范围

靶区	定义和描述
GTV(大体肿瘤区)	原发病灶:所有在体检和影像学发现的肿瘤 区域淋巴结病灶:所有可见的直肠周围和受累的髂淋巴结;包括任何可疑的淋巴结转移灶(即使未行活检证实)
CTV(高度危险)	至少 GTV 在内的 1.5~2cm 远端和近端范围,应包括在此范围的完整的直肠、直肠系膜、骶前区,但不包括未受累的骨、肌肉、空气。肿瘤浸润邻近器官时,应包括浸润的邻近器官处肿瘤外 1~2cm 范围。应考虑包括完整的骶前区和直肠系膜区。任何在 CT 和 PET 上可见的直肠系膜淋巴结应包括在内
CTV(一般危险)	T3 期应包括完整的直肠系膜和左、右侧髂内淋巴引流区;有直肠前器官侵犯的 T4 期应包括左、右侧髂外淋巴引流区 对 T4 期病灶,应包括浸润的邻近器官处肿瘤外 1~2cm 范围 上界:应包括完整的直肠和直肠系膜(通常位于 L5/S1 处)以及直肠病灶上至少 2cm 范围;下界:盆底或至少直肠病灶下 2cm 范围 对于淋巴引流区的勾画,应包括髂血管外 0.7cm 边界(除外肌肉和骨) 对于髂外淋巴引流区的勾画,需要包括髂外血管前、侧方各加 1cm 边界;任何邻近的小淋巴结应包括在内 前界:考虑到膀胱和直肠的充盈状态的变化,应包括 1~1.5cm 的膀胱范围[3] 需要包括髂内、外血管之间 1.8cm 宽的闭孔淋巴结区
PTV	依据摆位精确性、影像验证的频率、IGRT 的使用等情况,应在 CTV 外加 0.5~1cm 范围

- 可考虑采用同期瘤床加量的 IMRT 技术,如:

  T3N0~1:

  　PTV(一般危险)剂量为 45Gy(1.8Gy/次);

  　PTV(高度危险)剂量为 50Gy(2Gy/次)。

  T4N0~1:

  　PTV(一般危险)剂量为 45.9Gy(1.7Gy/次);

  　PTV(高度危险)剂量为 54Gy(2Gy/次)。

- 对于直肠癌术后放疗(图 17.3),推荐的 PTV(一般危险)剂量为 45Gy(1.8Gy/次);

- 推荐的 PTV(高度危险)剂量至少为 50.4Gy(1.8Gy/次),应考虑 54~55.8Gy(1.8Gy/次);

- 推荐的 PTV(切缘阳性或肉眼残留)剂量为 54~59.4Gy(1.8Gy/次);

- 可考虑采用同期瘤床加量的 IMRT 技术,如:

  　PTV(一般危险)剂量为 45.9Gy(1.7Gy/次);

  　PTV(高度危险)剂量为 54Gy(2Gy/次)。

表 17.2　直肠癌术后放疗推荐靶区范围

靶区	定义和描述
CTV（切缘阳性或肉眼残留）	镜下切缘阳性或肉眼残留的区域+1~2cm 边界，但不包括未受累的骨、肌肉、空腔或空隙
CTV（高度危险）	包括所有残留的直肠（直肠保留手术）、直肠系膜区、骶前区，但不包括未受累的骨、肌肉、空腔或空隙。应考虑包括完整的骶前区和直肠系膜区
CTV（一般危险）	T3 期应包括完整的直肠系膜和左、右侧髂内淋巴引流区；有直肠前器官侵犯的 T4 期应包括左、右侧髂外淋巴引流区 上界：包括所有残留的直肠和直肠系膜（通常位于 L5/S1 处）和吻合口上至少 1cm 范围 下界：盆底或吻合口/直肠残端下至少 1cm 范围，腹会阴联合切除术时应包括会阴部瘢痕，瘢痕处应放置标记 对于淋巴引流区的勾画，应包括髂血管外 0.7cm 边界（除外肌肉和骨）；对于髂外淋巴引流区的勾画，需要包括髂外血管前、侧方各加 1cm 边界；任何邻近的小淋巴结应包括在内 前界：考虑到膀胱和直肠的充盈状态的变化，应包括 1~1.5cm 的膀胱范围； 需要包括髂内、外血管之间 1.8cm 宽的闭孔淋巴结区
PTV	依据摆位精确性、影像验证的频率、IGRT 的使用等情况，应在 CTV 外加 0.5~1cm 范围

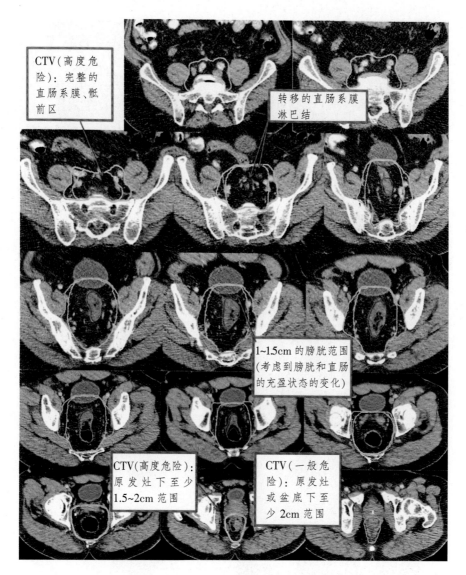

图 17.1 直肠腺癌 T3N1 患者。俯卧位(可减少小肠的照射),PET/CT 扫描,2.5mm 层厚。图中靶区颜色:CTV(一般危险)-青色线;CTV(高度危险)-橙黄色线;GTV-红色线,阴影。图中选取了有代表性的层面勾画,而非所有层面。患者体位为俯卧位,CT 图像显示旋转了 180°

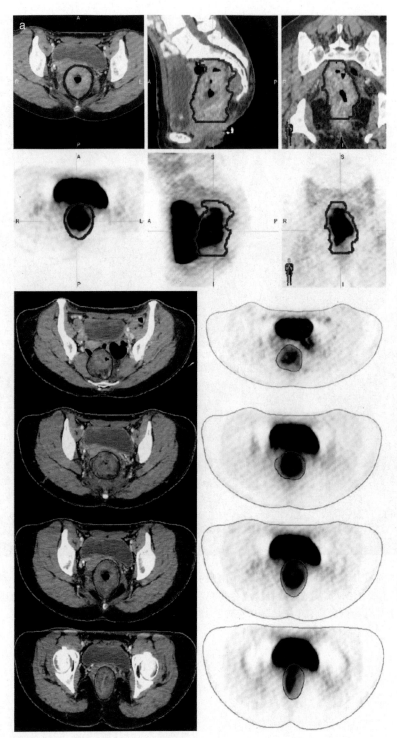

图 17.2 （a）直肠腺癌 T4N0 患者（浸润子宫颈部），仰卧位，PET/CT 扫描，2.5mm 层厚。GTV：利用 PET 图像勾画靶区，在较高层面的计划 CT 和 PET 上，GTV（GTV−红色线）的勾画分别在有代表性的轴位、矢状位、冠状位上显示。在较低层面增加了轴位的图像（转下页）

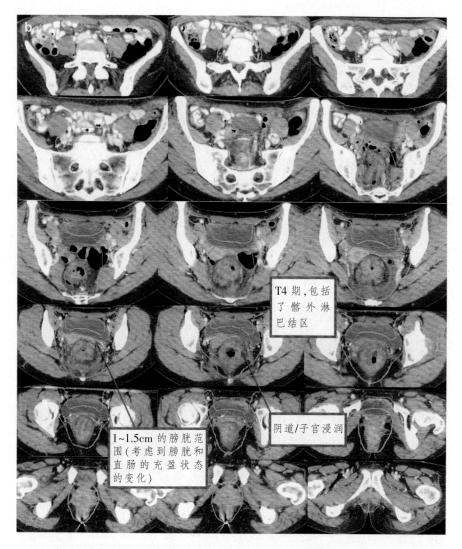

图 17.2(接上页)　(b)直肠腺癌 T4N0 患者(浸润子宫颈部)。图中靶区颜色:CTV(一般危险)-青色线;CTV(高度危险)-橙黄色线;GTV-红色线,阴影。由于分期为 T4 期,CTV(一般危险)包括了髂外淋巴结区。图中选取了有代表性的层面勾画,而非所有层面

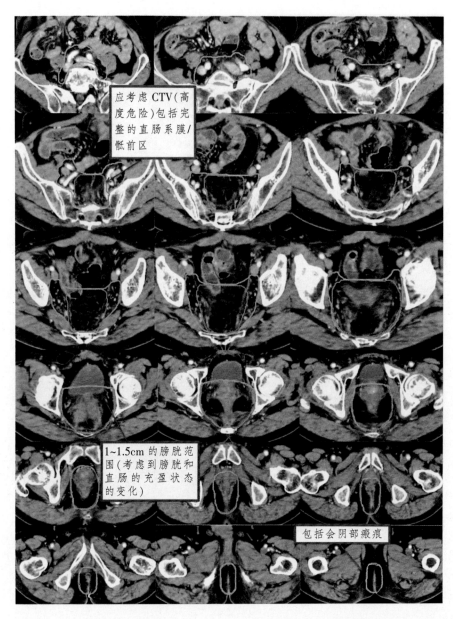

应考虑 CTV（高度危险）包括完整的直肠系膜/骶前区

1~1.5cm 的膀胱范围（考虑到膀胱和直肠的充盈状态的变化）

包括会阴部瘢痕

图 17.3 直肠腺癌 pT3N2a 患者，腹会阴联合切除术后，无新辅助放化疗。原发灶距肛 2~5cm，俯卧位，CT 扫描，2.5mm 层厚。图中靶区颜色：CTV（一般危险）-青色线；CTV（高度危险）-橙黄色线。由于术后瘤床附近无小肠分布，总剂量为 55.8Gy；如瘤床加量范围内有小肠分布，则需降低剂量。图中选取了有代表性的层面勾画，而非所有层面。患者体位为俯卧位，CT 图像显示旋转了 180°

（蔡钢 译）

参考文献

1. Myerson RJ, Garofalo MC, El Naqa I et al (2009) Elective clinical target volumes for conformal therapy in anorectal cancer: a radiation therapy oncology group consensus panel contouring atlas. Int J Radiat Oncol Biol Phys 74:824–830
2. Taylor A, Rockall AG, Reznek RH et al (2005) Mapping pelvic lymph nodes: guidelines for delineation in intensity-modulated radiotherapy. Int J Radiat Oncol Biol Phys 63:1604–1612
3. Daly ME, Murphy J, Mok E, Christman-Skieller C, Koong AC, Chang DT (2011) Rectal and bladder deformation and displacement during pre-operative radiotherapy for rectal cancer: are current margin guidelines adequate for conformal therapy? Pract Radiat Oncol 1:10

第 **18** 章

肛管癌

Joey G. Bazan, Albert C. Koong, Daniel T. Chang

靶区设计与勾画基本原则

- 体格检查是分期、放疗计划的制订和实施的重要部分,与影像学检查同样重要。盆腔 CT 可以评价原发肿瘤和区域淋巴结的状态。PET 或 PET/CT 可以很好地显示病灶范围,越来越多地运用于分期和靶区勾画方面,然而,PET 显示低摄取的区域并不能取代体格检查的结果和 CT 发现的异常病灶。

- CT 模拟定位(采用静脉造影剂)应被用于盆腔血管和 GTV 的靶区勾画。PET/CT 的影像融合也有助于靶区的勾画。同时 CT 模拟定位时应在肛门处放置标记。

- 为确保摆位的可重复性,患者可采用仰卧位体膜固定或其他固定装置。采用俯卧位腹板固定可减少肠道的照射,但摆位重复性稍差,且无法对腹股沟区采用电子线野的照射。

- 膀胱充盈/排空状态在放疗时也需要考虑,尤其是使用调强放疗时。膀胱充盈可以避免肠道降入盆腔;膀胱排空状态时可得到更好的重复性。

- 如腹股沟淋巴结疑为转移需行活检证实。

- 肛管癌放疗推荐的 CTV 靶区范围见表 18.1[1,2]。值得注意的是,对肛管的处方剂量有多种技术和方法,详细的剂量分割方式在不同技术均有不同,当前推荐的是采用 RTOG 98-11 研究的治疗计划方法[3],对 IMRT 的靶区勾画则依据 RTOG 0529 研究[4]。

- 推荐的 PTV(高度危险)剂量为 45Gy(1.8Gy/次)。

- 推荐的 PTV(低度危险)剂量为 36Gy(1.8Gy/次)或 40Gy(1.6Gy/次,采用 IMRT 同期瘤床加量技术)。

- 推荐的 PTV(大体肿瘤)剂量:T2N0 为 50.4Gy(1.8Gy/次);T2N+或 T3~4N0~1 为 54~59.4Gy(45Gy 后序贯缩野加量)。

表 18.1　肛管癌放疗推荐的靶区范围

靶区	定义和描述
GTV(大体肿瘤区)	原发病灶:所有在体检和影像学检查中发现的肿瘤 区域淋巴结病灶:所有≥1.5cm、PET 阳性或活检证实的淋巴结;包括任何可疑的淋巴结转移灶(即使未行活检证实)
CTV(大体肿瘤)	应包括 GTV 外 1.5~2.5cm 的范围,但不包括未受累的骨、肌肉、空腔或空隙
CTV(高度危险)	应包括完整的直肠系膜、骶髂关节下缘水平以下的左、右侧髂内淋巴引流区,如腹股沟淋巴结受累,还需包括腹股沟或髂外淋巴引流区 对于髂淋巴引流区的勾画,应包括髂血管外 0.7cm 边界(除外肌肉和骨);对于髂外淋巴引流区的勾画,需要包括髂外血管前、侧方各加 1cm 边界;任何邻近的小淋巴结应包括在内 前界:考虑到膀胱和直肠的充盈状态的变化,应包括 1~1.5cm 的膀胱范围[5] 需要包括髂内、外血管之间 1.8cm 宽的闭孔淋巴结区
CTV(低度危险)	应包括未受累的腹股沟、髂外淋巴结区、骶髂关节下缘水平以上的髂内淋巴结区 对于淋巴引流区的勾画,应包括髂血管外 0.7cm 边界(除外肌肉和骨);对于髂外淋巴引流区的勾画,需要包括髂外血管前、侧方各加 1cm 边界;任何邻近的小淋巴结应包括在内 前界:考虑到膀胱和直肠的充盈状态的变化,应包括 1~1.5cm 的膀胱范围[5] 需要包括髂内、外血管之间 1.8cm 宽的闭孔淋巴结区
PTV	依据摆位精确性、影像验证的频率、IGRT 的使用等情况,应在 CTV 外加 0.5~1cm 范围

- T1N0 肛管癌推荐的剂量为 45~50.4Gy(1.8Gy/次)。
- 可采用同期瘤床加量的 IMRT 技术。然而,对原发灶单次剂量>2Gy 需慎重,笔者推荐对原发灶每日的单次最大剂量为 1.8Gy(图 18.1 至图 18.3)。

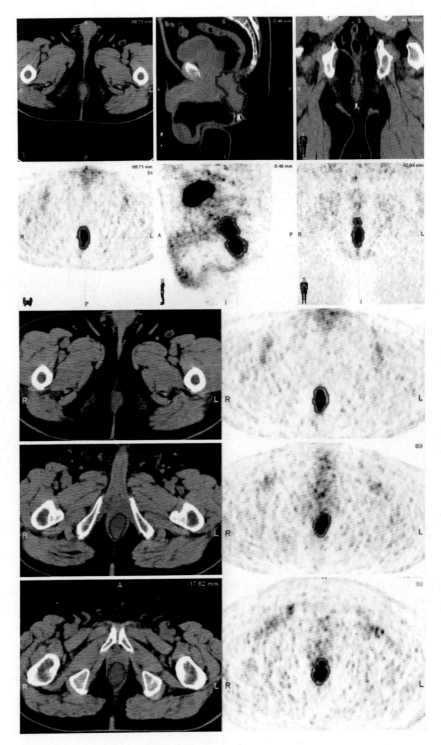

图 18.1 肛管癌患者,在 PET 协助下勾画 GTV 示意图。在较高层面的治疗计划 CT 和 PET 上,GTV(GTV-红色线)的勾画分别在有代表性的轴位、矢状位、冠状位上显示。在较下层面增加了有代表性的轴位图像

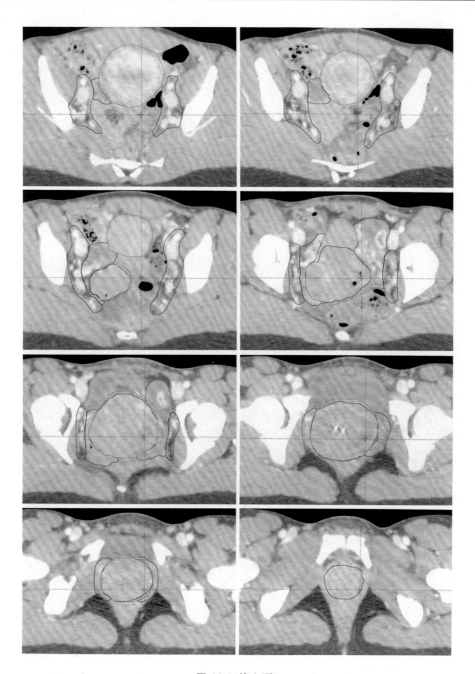

图 19.1(接上页)

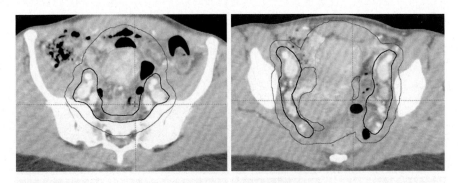

图 19.2 在图 19.1 基础上产生的宫颈实体肿瘤患者的 3 个不同的计划靶区(PTV)(定义见表 19.1)。最终用于治疗的 PTV 由 PTV₁、PTV₂ 和 PTV₃ 联合产生。图中合成的 PTV(红色线)包含了 CTV₁(绿色线)、CTV₂(浅蓝色线)和 CTV₃(蓝黑色线)。

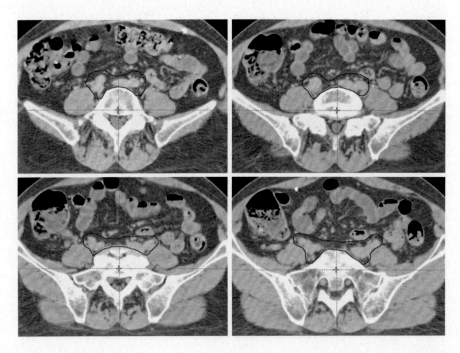

图 19.3 这是一组接受了根治性子宫切除术联合淋巴结清扫术的临床ⅠB1期宫颈癌患者调强放疗的示意图。术后病理证实患者宫颈深肌层侵犯,伴有 3/15 淋巴结阳性。术后该患者接受了辅助调强放疗和同步化疗。3 个临床治疗靶区(CTV)如图示:CTV₁(绿色线)包括阴道残端;CTV₂(蓝色线)包括阴道旁/宫旁组织和近端阴道(未包括阴道残端);CTV₃包括髂总、髂外和髂内淋巴结,以及骶前区域(转下页)

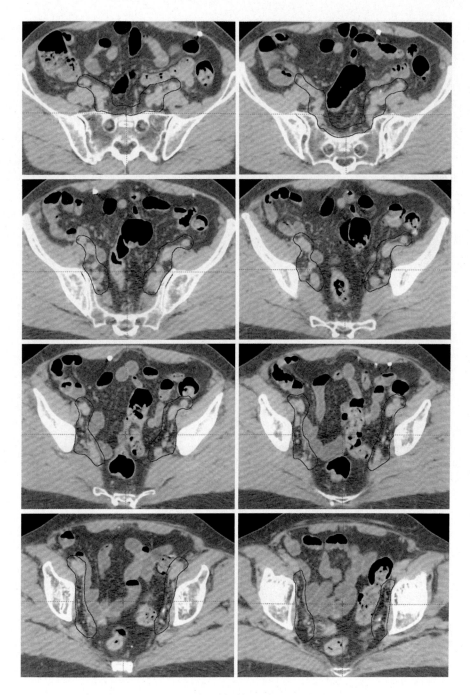

图 19.3(接上页)

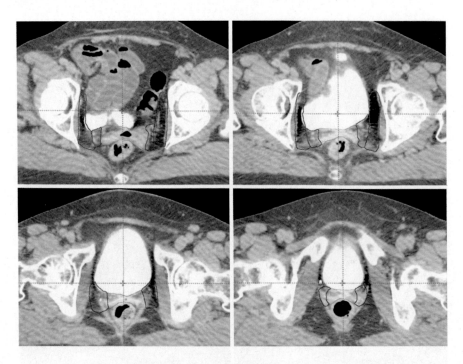

图 19.3(接上页)

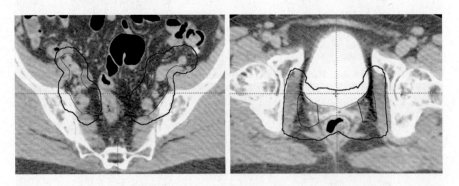

图 19.4　这是在图 19.3 术后宫颈癌患者靶区基础上产生的 3 个不同的计划靶区(定义见表 19.1)。最终用于治疗的 PTV 由 PTV$_1$、PTV$_2$ 和 PTV$_3$ 联合产生。图中合成的 PTV(蓝黑色线)包含了 CTV$_1$(绿色线)、CTV$_2$(浅蓝色线)和 CTV$_3$(红色线)

(章青 译)

参考文献

1. Mell LK, Mundt AJ (2005) Survey of IMRT use in the United States, 2004. Cancer 104:1296–1303
2. Mell LK, Mundt AJ (2008) IMRT in gynecologic cancers: growing support, growing acceptance. Cancer J 14:198–199
3. Mundt AJ, Lujan AE, Rotmensch J et al (2002) Intensity modulated whole pelvic radiation therapy in women with gynecologic malignancies. Int J Radiat Oncol Biol Phys 52:1330–1337
4. Rose BS, Aydogan B, Liang Y et al (2010) Normal tissue complication probability modeling of acute hematologic toxicity in cervical cancer patients treated with chemoradiotherapy. Int J Radiat Oncol Biol Phys 78:912–919
5. Mundt AJ, Mell LK, Roeske JC (2003) Preliminary analysis of chronic gastrointestinal toxicity in patients with gynecologic malignancies treated with intensity modulated whole pelvic radiation therapy. Int J Radiat Oncol Biol Phys 56:1354–1360
6. Kidd EA, Siegel BA, Dehdashti F et al (2010) Clinical outcomes of definitive intensity-modulated radiation therapy with fluorodeoxyglucose-positron emission tomography simulation in patients with locally advanced cervical cancer. Int J Radiat Oncol Biol Phys 77:1085–1091
7. Hasselle MD, Rose BS, Kochanski JD et al (2011) Clinical outcomes of intensity-modulated pelvic radiation therapy for carcinoma of the cervix. Int J Radiat Oncol Biol Phys 80:1436–1445
8. Lim K, Small W, Portelance L et al (2011) Consensus guidelines for delineation of clinical target volume for intensity-modulated pelvic radiotherapy for the definitive treatment of cervical cancer. Int J Radiat Oncol Biol Phys 79:348–355
9. Small W Jr, Mell LK, Anderson P et al (2008) Consensus guidelines for delineation of clinical target volume for intensity-modulated pelvic radiotherapy in postoperative treatment of endometrial and cervical cancer. Int J Radiat Oncol Biol Phys 71:428–434
10. Khan A, Jensen LG, Sun S et al (2012) Optimized planning target volume for intact cervical cancer. Int J Radiat Oncol Biol Phys, In press

第 20 章

子宫内膜癌

Arno J. Mundt, Catheryn Yashar, Loren K. Mell

靶区设计与勾画基本原则

- IMRT 技术在妇科肿瘤治疗中的运用越来越广泛,尤其是针对宫颈癌和子宫内膜癌[1,2]。

- 采用调强放疗可使子宫内膜癌术后接受盆腔照射的患者明显获益于小肠照射的体积缩小,继而降低急慢性毒副反应的发生机率[3,4]。

- 针对子宫内膜癌患者术后采用调强技术进行盆腔照射的研究已证实,其具有毒性反应发生率低和盆腔局部控制率高的特点[5-7],但还有待于长期随访结果。

- 靶区勾画是实施子宫内膜癌调强放疗过程中的重要组成部分。对于临床靶区 CTV 的勾画目前已达成共识[8],并运用于最近完成的放射治疗协作组(RTOG)的临床 II 期研究。

- 所有患者在治疗前都必须询问完整的病史,同时进行包括盆腔检查在内的体格检查,以进行诊断和明确分期。这些患者同时需进行包括 CT 扫描在内的标准的影像学检查以评估局部病变范围及盆腔外侵袭范围。

- 子宫内膜癌的治疗包括经腹全子宫-双侧输卵管卵巢切除术 (total abdominal hysterectomy and bilateral salpingo-oophorectomy,TAH-BSO)。对于术后病理提示不良预后因素(如高分级肿瘤,深肌层浸润,宫颈基质侵犯和区域淋巴结转移)的患者需配合术后辅助放疗[9,10]。

- 传统子宫内膜癌的辅助放疗为全盆腔照射。但对于根治术后提示无淋巴结转移的患者可行单纯阴道后装治疗[11]。

- 接受盆腔调强放疗的子宫内膜癌患者通常采用仰卧位进行模拟定位,同时建议固定上/下躯干,患者在模拟 CT 时还需要保持膀胱充盈。在一些治疗中心,通常进行膀胱充盈和排空两个状态的 CT 扫描,然后将两个状态的图像进行融合,以获得 ITV。

- 由于影像图像上患者的脉管可能与淋巴结混淆,因此有必要进行增强模拟 CT 扫描以进一步鉴别。
- 对于接受盆腔辅助调强放疗的子宫内膜癌患者,靶区勾画包括不同的 CTV:CTV_1,CTV_2 和 CTV_3。表 20.1 详细描述了术后调强放疗的靶区勾画范围。
- PTV 在各个 CTV 的基础上产生(表 20.1 描述了 CTV-PTV 范围)。治疗计划中最终的 PTV 主要基于不同的 PTV 图像联合生成。不同的 CTV-PTV 是基于每个 CTV 及相应的组织器官移动范围和摆位误差基础上形成的。
- 治疗计划中的剂量限制危险器官(organs at risk,OAR)包括小肠,膀胱和直肠。一些研究者认为双侧股骨头也应作为剂量限制危险器官。在接受辅助化疗的患者中,盆骨髓腔也应作为剂量限制器官以减少血液学毒性反应[12]。表 20.2 详细描述了子宫内膜癌患者实施调强放疗计划过程中的 OAR。

表 20.1　子宫内膜癌术后盆腔辅助调强放疗的靶区

靶区	定义和描述
GTV	–
CTV_1	阴道残端
	包括膀胱和直肠间阴道残端前后的脂肪组织和软组织
CTV_2	阴道旁/宫旁组织,近端阴道(不包括阴道残端)
CTV_3	包括髂总[a],髂内,髂外淋巴引流区
	对于宫颈基质侵犯的患者,还需包括骶前区域
	髂总,髂内和髂外淋巴引流区定义为盆腔血管及周围 7mm 区域(包括骨,肌肉和小肠),以及所有可疑淋巴结,淋巴囊肿和手术银夹
	包括盆壁沿线的髂内和髂外血管间的软组织
	骶前区域包括 S1~S2 骶骨前缘至少 1cm 软组织
	上界:相当于 L4~L5 椎间隙下 7mm 水平
	下界:股骨头上缘(髂外血管下缘)和相当于阴道断端水平的阴道旁组织(髂内血管下缘)
PTV_1	CTV_1+15mm
PTV_2	CTV_2+10mm
PTV_3	CTV_3+7mm

最终的 PTV 同时包含 PTV_1、PTV_2 和 PTV_3;PTV=PTV_1 U PTV_2 U PTV_3

[a] 大多数患者 L4~L5 水平未包括整个髂总淋巴结引流区域

表 20.2　剂量限制危险器官(OAR)

器官	定义和描述
小肠	小肠肠管外壁,起自 L4~L5 椎间隙至乙状结肠曲折部
	包括盆腔内乙状结肠,升结肠和降结肠
	对于存在实体瘤的子宫内膜癌,盆腔下部子宫后缘位于 PTV 内的肠环不需勾画在内
直肠	直肠外壁,起自乙状结肠曲折部至肛门
膀胱	膀胱外壁
骨髓	盆骨如同骨髓腔
	包括髋骨、L5 椎体、整个骶骨、髋臼、近端股骨上缘;L5 上缘或髂骨顶部(无论多高)
股骨头	整个股骨头,不包括股骨颈

PTV,计划靶区

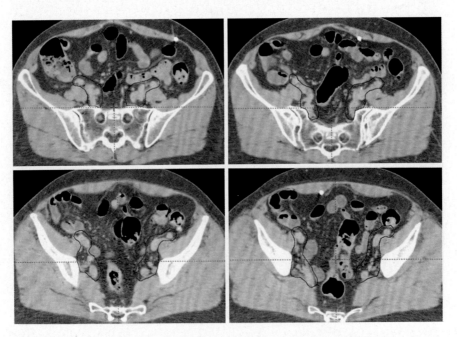

图 20.1　这是一个接受盆腔辅助放疗的ⅠB期子宫内膜癌患者调强放疗靶区的示意图。3 个临床靶区如下所示:CTV$_1$(绿色线)包括阴道残端,以及膀胱和直肠间阴道残端前后脂肪和软组织;CTV$_2$(蓝色线)包括阴道旁/子宫旁组织和近端阴道(不包括残端);CTV$_3$(桔色线)包括髂总、髂内和髂外淋巴结,以及骶前区域。对于这例患者,骶前区域未包括在靶区内(转下页)

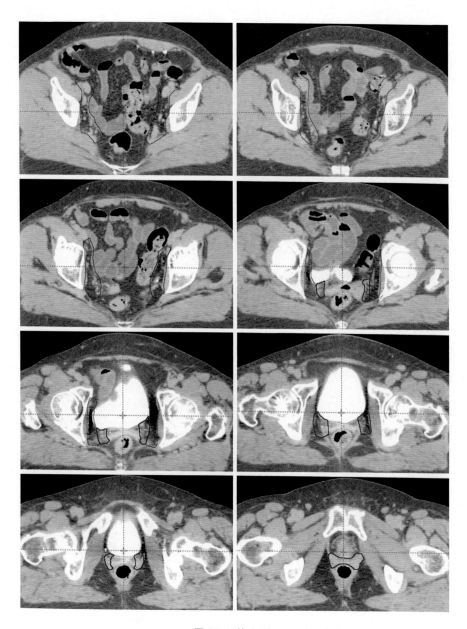

图 20.1(接上页)

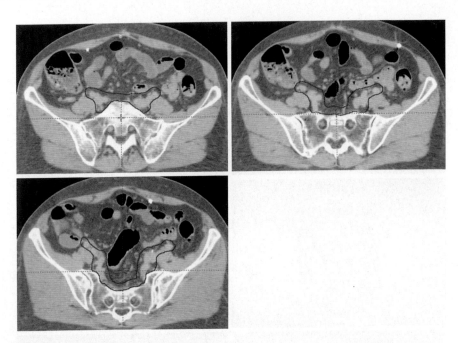

图 20.2　对于宫颈基质侵犯的子宫内膜癌,临床靶区 3(CTV$_3$)需包括骶前区域

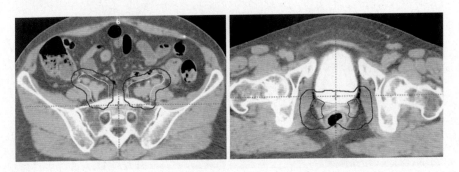

图 20.3　这是在图 20.1 术后子宫内膜癌患者靶区基础上产生的 3 个不同的计划靶区 (PTV)(定义见表 20.1)。最终用于治疗的 PTV 由 PTV$_1$、PTV$_2$ 和 PTV$_3$ 联合产生。图中合成的 PTV(红色线)包含了 CTV$_1$(绿色线)、CTV$_2$(蓝色线)和 CTV$_3$(黄色线)

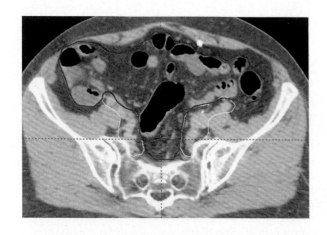

图 20.4　这是在图 20.1 术后子宫内膜癌患者增强 CT 上勾画的小肠-红色线。临床靶区 3 (CTV_3)-黄色线

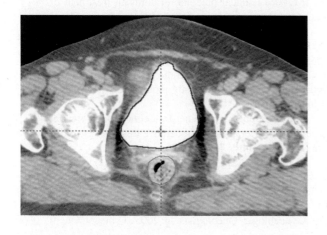

图 20.5　这是在图 20.1 术后子宫内膜癌患者增强 CT 上勾画的膀胱(红色线)和直肠(桔色线)

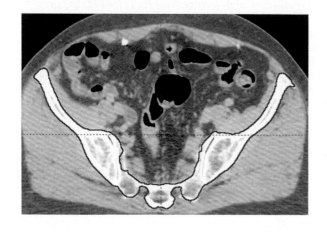

图 20.6　这是接受同步放化疗的子宫内膜癌患者的盆骨

(章青　译)

参考文献

1. Mell LK, Mundt AJ (2005) Survey of IMRT use in the United States, 2004. Cancer 104:1296–1303
2. Mell LK, Mundt AJ (2008) IMRT in gynecologic cancers: growing support, growing acceptance. Cancer J 14:198–199
3. Yang R, Xu S, Jiang W et al (2010) Dosimetric comparison of postoperative whole pelvic radiotherapy for endometrial cancer using three-dimensional conformal radiotherapy, intensity-modulated radiotherapy and helical tomotherapy. Acta Oncol 49:230–236
4. Heron DE, Gerszten K, Selvaraj RN et al (2003) Conventional 3D conformal versus intensity-modulated radiotherapy for the adjuvant treatment of gynecologic malignancies: a comparative dosimetric study of dose-volume histograms. Gynecol Oncol 91:39–45
5. Bouchard M, Nadeau S, Gingras L et al (2008) Clinical outcome of adjuvant treatment of endometrial cancer using aperture-based intensity-modulated radiotherapy. Int J Radiat Oncol Biol Phys 71:1343–1350
6. Beriwal S, Jain SK, Heron DE et al (2006) Clinical outcome with adjuvant treatment of endometrial carcinoma using intensity-modulated radiation therapy. Gynecol Oncol 102:195–199
7. Mundt AJ, Mell LK, Roeske JC (2003) Preliminary analysis of chronic gastrointestinal toxicity in patients with gynecologic malignancies treated with intensity modulated whole pelvic radiation therapy. Int J Radiat Oncol Biol Phys 56:1354–1360
8. Small W Jr, Mell LK, Anderson P et al (2008) Consensus guidelines for delineation of clinical target volume for intensity-modulated pelvic radiotherapy in postoperative treatment of endometrial and cervical cancer. Int J Radiat Oncol Biol Phys 71:428–434
9. Keys HM, Roberts JA, Brunetto VL et al (2004) A phase III trial of surgery with or without adjunctive external pelvic radiation therapy in intermediate risk endometrial adenocarcinoma: a Gynecologic Oncology Group study. Gynecol Oncol 92:744–751
10. Naumann RW, Coleman RL (2007) The use of adjuvant radiation therapy in early endometrial cancer by members of the Society of Gynecologic Oncologists in 2005. Gynecol Oncol 105:7–11
11. Nout RA, Smit VT, Putter H et al (2010) Vaginal brachytherapy versus pelvic external beam radiotherapy for patients with endometrial cancer of high-intermediate risk (PORTEC-2): an open-label, non-inferiority randomised trial. Lancet 375:816–820
12. Mell LK, Kochanski JD, Roeske JC et al (2006) Dosimetric predictors of acute hematologic toxicity in cervical cancer patients treated with concurrent cisplatin and intensity-modulated pelvic radiotherapy. Int J Radiat Oncol Biol Phys 66:1356–1365

第 21 章

卵巢癌

Arno J. Mundt, Catheryn Yashar, Loren K. Mell

靶区设计与勾画基本原则

- 在卵巢癌的治疗中,放射治疗长久以来一直作为经腹全子宫切除和双侧输卵管卵巢切除术(total abdominal hysterectomy and bilateral salpingo-oophorectomy,TAH-BSO)后,腹膜取样,实体腹膜肿瘤减瘤术,以及盆腔及主动脉旁淋巴结清扫术后的一项辅助治疗手段。

- 对于这些患者,放射治疗通常采用全腹照射(whole abdominal radiation therapy,WART)的形式(也称为全腹全盆腔照射),经全腹照射后的卵巢癌患者可明显提高长期生存期,尤其是对于有镜下残留的患者或无残留的患者[1,2]。

- 尽管前瞻性Ⅲ期临床研究显示手术联合全腹照射或化疗可获得良好的治疗效果[3],但在许多治疗中心,尤其是美国,全腹照射已不再作为术后常规治疗手段。

- 目前对于术后辅助全腹照射是否可使同时接受手术和化疗的患者治疗获益尚存在争议。多数前瞻性研究显示对于局限进展期患者,手术联合化疗及全腹腔照射可以治疗获益[4,5]。

- 对于卵巢癌,由于照射体积大,且多枚剂量危险器官被包绕在靶区内,因此,IMRT 有取代常规放疗的趋势。多项剂量学研究结果显示,调强治疗计划可有效保护肾脏、肝脏和盆骨等剂量危险器官 [6-8]。但目前针对全腹腔调强治疗 (intensity-modulated whole abdominal radiation therapy,IM-WART)在临床应用中疗效的报道有限[9-11]。

- 接受全腹腔调强放疗的患者在模拟定位时通常采用仰卧位,同时固定上/下躯干。由于影像图像上患者的脉管可能与淋巴结混淆,因此有必要进行增强模拟 CT 扫描以进一步鉴别。

- 由于是术后放疗,在靶区勾画时不常规勾画 GTV;但当有残留的肿大淋巴结或有实体肿瘤残留时,则需勾画 GTV。

- 在每个轴位 CT 图像上勾画临床靶区 (clinical target volume, CTV)，包括整个腹膜腔和盆腔、主动脉旁淋巴结及肝脏表面。如果计划进行盆腔补量照射，则还需勾画第二个 CTV (CTV$_{pelvis}$)。如果要针对盆腔及主动脉旁淋巴结加量照射，则需勾画 CTV$_{nodal}$。
- 对于接受全腹腔调强照射的卵巢癌患者的治疗靶区和计划目前无统一的规范。由于全腹腔照射越来越少运用于临床，估计很难形成相应的靶区勾画和治疗计划规范。
- 治疗计划中靶区(planning target volume, PTV)主要基于不同的 CTV 图像联合生成。对于全腹腔调强放疗最佳的 CTV-PTV 安全边界目前无统一规范，我们建议外放 1cm 安全边界。
- 在很多治疗中心，PTV 总量为 30Gy，每天分割剂量为 1.5Gy。如果要进行盆腔补量照射，全盆腔剂量应达到 45~50.4Gy 左右。如果需进行盆腔淋巴结补量照射，则需要根据淋巴结的大小决定照射剂量。
- 治疗计划中的剂量限制危险器官(organs at risk, OAR)包括双侧肾脏，肝脏，(除外肝表面下 1cm 区域)。一些研究者同时将心脏和双侧股骨头包括在 OAR 内。考虑到双侧肾脏的器官移动，双侧肾脏周围需放 0.5cm 安全边界。表 21.2 描述了全腹腔调强放疗患者的 OAR (图 21.1)。

表 21.1 接受全腹腔调强照射的卵巢癌的靶区

靶区	定义和描述
GTV	–
CTV	整个腹膜腔
	上界:膈顶
	下界:闭孔下缘
	肝表面(肝表面下 1cm 区域)
	盆腔和主动脉旁淋巴结
CTV$_{pelvis}$	位于盆腔内的腹膜腔
	盆腔淋巴结
	上界:L4~L5 椎间隙下 7mm
	下界:闭孔下缘
CTV$_{nodal}$	选择性的盆腔和(或)主动脉旁淋巴结
PTV	CTV+1.0cm
PTV$_{pelvis}$	CTV$_{pelvis}$+1.0cm
PTV$_{nodal}$	CTV$_{nodal}$+0.7cm

IM-WART,全腹腔调强放疗

[a] 一些研究者将淋巴结区域分开勾画

表 21.2　剂量限制危险器官(OAR)

器官	定义和描述
肾脏	整个肾实质 [a]
肝脏	整个肝脏,不包括肝包膜下 1cm 区域
心脏	整个心脏
骨髓	椎体和盆骨如同骨髓腔
	包括 PTV 内包含的椎体、髋骨、整个骶骨、髋白和近端股骨上缘
	上界:PTV 上缘
	下界:坐骨结节
股骨头	整个股骨头,不包括股骨颈

[a] 由于存在着器官移动,OAR 周围需放 0.5cm 安全边界

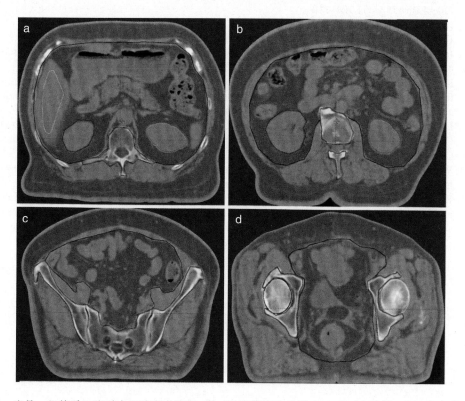

图 21.1　这是一组接受经腹手术和减瘤术的Ⅲc 期,G3 卵巢癌患者的 OAR。(a)上腹部。CTV-红色线,肝脏-浅蓝色线,右肾-深蓝色线,左肾-绿色线,椎体-紫红色线。CTV 里包含了肝脏边界内 1cm 区域。(b)中腹部。CTV-红色线,右肾-蓝黑色线,左肾-绿色线,骨-紫红色线。(c)上盆腔。CTV-红色线,骨-紫红色线。(d)中盆腔。CTV-红色线,骨-紫红色线,右股骨头-蓝黑色线,左股骨头-浅蓝色线

(章青　译)

参考文献

1. Martinez A, Schray MF, Howes AE, Bagshaw MA (1985) Postoperative radiation therapy for epithelial ovarian cancer: the curative role based on a 24-year experience. J Clin Oncol 3:901–911

2. Fuller DB, Sause WT, Plenk HP, Menlove RL (1987) Analysis of postoperative radiation therapy in stage I through III epithelial ovarian carcinoma. J Clin Oncol 5:897–905

3. Smith JP, Rutledge FN, Delclos L (1975) Postoperative treatment of early cancer of the ovary: a random trial between postoperative irradiation and chemotherapy. Natl Cancer Inst Monogr 42:149–153

4. Sorbe B (2003) Consolidation treatment of advanced ovarian carcinoma with radiotherapy after induction chemotherapy. Int J Gynecol Cancer 13(Suppl 2):192–195

5. Dinniwell R, Lock M, Pintille M et al (2005) Consolidative abdominopelvic radiotherapy after surgery and carboplatin/paclitaxel chemotherapy for epithelial ovarian cancer. Int J Radiat Oncol Biol Phys 62:104–110

6. Hong L, Alektiar K, Chui C et al (2002) IMRT of large fields: whole-abdomen irradiation. Int J Radiat Oncol Biol Phys 54:278–289

7. Jensen AD, Nill S, Rochet N et al (2011) Whole-abdominal IMRT for advanced ovarian carcinoma: planning issues and feasibility. Phys Med 27:194–202

8. Kim YB, Kim JH, Jeong KK et al (2009) Dosimetric comparisons of three-dimensional conformal radiotherapy, intensity-modulated radiotherapy, and helical tomotherapy in whole abdominal radiotherapy for gynecologic malignancy. Technol Cancer Res Treat 8:369–377

9. Duthoy W, De Gersem W, Vergote K et al (2003) Whole abdominopelvic radiotherapy (WAPRT) using intensity-modulated arc therapy (IMAT): first clinical experience. Int J Radiat Oncol Biol Phys 57:1019–1032

10. Wong E, D'Souza DP, Chen JZ et al (2005) Intensity-modulated arc therapy for treatment of high-risk endometrial malignancies. Int J Radiat Oncol Biol Phys 61:830–841

11. Rochet N, Kieser M, Sterzing F et al (2011) Phase II study evaluating consolidation whole abdominal intensity-modulated radiotherapy (IMRT) in patients with advanced ovarian cancer stage FIGO III- the OVAR-IMRT-02 study. BMC Cancer 11:41–42

第 **22** 章

阴道癌

Arno J. Mundt, Catheryn Yashar, Loren K. Mell

靶区设计与勾画基本原则

- 放射治疗是阴道癌患者主要的治疗手段。仅有选择性的局限于上段阴道的肿瘤体积较小的早期患者可接受单纯的部分或全阴道切除手术[1]。

- 对于早期阴道癌患者,传统接受单纯后装治疗,当肿瘤侵犯阴道旁组织时,则需联合外照射。在一些治疗中心,早期患者同样接受外照射[2]。总体来说联合治疗可获得更高的局部控制率和生存率,尤其是对于 I 期患者[2,3]。

- 对于所有局限进展期患者,必须接受外照射联合后装的治疗。后装治疗的方式主要依据于肿瘤的范围,对于浅表浸润的肿瘤(浸润深度<0.5cm),可采用腔内治疗的形式;对于浸润深度>0.5cm 的患者,则采用间质后装治疗。在大多数治疗中心,都采用同步化疗的形式以提高疗效(源于宫颈癌的经验)。

- 依据阴道肿瘤的生长部位及浸润范围,采用不同的外照射方式。对于局限于上 2/3 阴道的阴道肿瘤,采用盆腔外照射。对于浸润下 1/3 阴道的阴道肿瘤,则采用盆腔联合腹股沟的外照射形式。

- 由于阴道癌外照射体积较大,且随着对妇科肿瘤 IMRT 经验的积累[4,5],调强放疗被用于阴道癌的治疗。但目前,还没有剂量学和临床研究结果以支持调强放疗在阴道癌治疗上的优势。

- 所有接受盆腔调强放疗的阴道癌患者通常采用仰卧位进行模拟定位,同时建议固定上/下躯干,由于影像图像上患者的脉管可能与淋巴结混淆,因此有必要进行增强模拟 CT 扫描以进一步鉴别。在宫颈癌首次治疗前,建议行 PET/CT 扫描以确定 GTV 范围。

- 患者在模拟 CT 时还需要保持膀胱充盈。在一些治疗中心,通常进行膀胱充盈和排空两个

　　状态的 CT 扫描,然后将两个状态的图像进行融合,以获得 ITV。尤其是对于上段阴道癌患者,可能更需注意膀胱和直肠的位移。

- 与宫颈癌和子宫内膜癌不同的是,目前对于阴道癌调强放疗的靶区勾画还没有形成共识,由于阴道癌的发病率较低,估计无法在近期产生治疗共识。

- 靶区勾画包括 GTV 和两个 CTV。CTV_1 包括 GTV 和周围未侵及的阴道。CTV_2 应包括阴道旁/宫旁组织,以及盆腔淋巴结。对于阴道下 1/3 浸润的患者,CTV_2 还应包括双侧腹股沟淋巴结。表 22.1 描述了阴道癌患者的靶区勾画范围。

- 计划靶区 PTV 在各个 CTV 的基础上产生(表 22.2)。治疗计划中,最终的 PTV 主要基于不同的 PTV 图像联合生成。由于目前对于阴道癌最优化的 CTV-PTV 尚未达成共识,建议靶区安全边界参照宫颈癌的标准[8]。

- 治疗计划中的剂量限制危险器官(organs at risk,OAR)包括小肠,膀胱和直肠。对于接受盆腔/腹股沟淋巴引流区调强照射的阴道下 1/3 癌患者,双侧股骨头和肛门也应作为剂量限制危险器官。在接受辅助化疗的患者中,盆骨髓腔(bone marrow,BM)也应作为剂量限制器官以减少血液学毒性反应。表 22.2 详细描述了阴道癌患者实施调强放疗计划过程中的 OAR(图 22.1)。

表 22.1 阴道癌调强放疗的靶区

靶区	定义和描述
GTV	基于 CT 或 PET/CT 基础上的原发肿瘤
CTV_1	GTV 及上下至少 3cm 正常阴道
CTV_2	紧邻 $CTV1$ 的阴道旁/宫旁组织
	对于局限于上 2/3 阴道的病变,包括盆腔淋巴结(髂总[a]、髂内、髂外和骶前区域)髂总、髂内、髂外和骶前区域定义为盆腔血管及周围 7mm 安全边界
	骶前区域包括 S1~S2 椎体前方至少 1.0cm 软组织
	对于肿瘤浸润下 1/3 阴道的阴道癌,还需照射双侧腹股沟区域
	双侧腹股沟区域定义为血管周围 1~1.5cm[b] 安全边界(除外骨、肌肉和皮肤)以及邻近脂肪/软组织的可见淋巴结
PTV_1	CTV_1+15mm[c]
PTV_2	CTV_2+7mm

最终的 PTV 同时包含 PTV_1 和 PTV_2;PTV=PTV_1 U PTV_2,在勾画腹股沟区域时要留出皮肤(对于阴道下 1/3 侵犯的肿瘤)

[a]大多数患者 L4~L5 水平未包括整个髂总淋巴结区域。在一些治疗中心,对于淋巴结阴性的患者,盆腔野上界往往达致骶髂关节水平

[b]对于腹股沟血管周围的安全边界范围尚存在争议

[c]对于局限于阴道的病变,外放边界可缩小至 1.0cm

表 22.2 剂量限制危险器官(OAR)

器官	定义和描述
小肠	小肠肠管外壁,起自 L4~L5 椎间隙至乙状结肠曲折部
	包括盆腔内乙状结肠,升结肠和降结肠
	对于存在实体瘤的阴道癌,盆腔下部子宫后缘位于 PTV 内的肠环不需勾画在内
直肠	直肠外壁,起自乙状结肠曲折部至肛门
肛门	肛门外壁
膀胱	膀胱外壁
骨髓	盆骨如同骨髓腔
	包括髋骨、L5 椎体、整个骶骨、髋臼、近端股骨上缘;L5 上缘或髂骨顶部(无论多高)
	下界:闭孔下缘(对于阴道上段病变者)和 PTV 下缘(对于阴道下段病变者)
股骨头	整个股骨头,不包括股骨颈

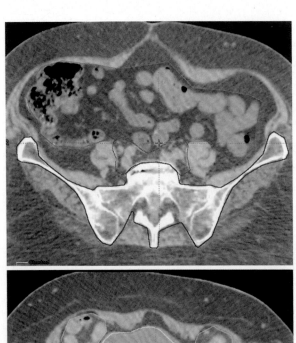

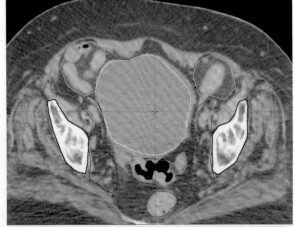

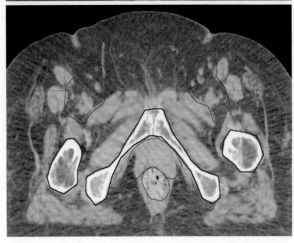

图 22.1 ⅡB 期阴道癌，患者接受盆腔外照射和同步化疗以及间质后装治疗的调强放疗靶区的示意图。(a) 上盆腔。临床靶区 -2 (CTV$_2$)–红色线，盆骨–蓝黑线，小肠–紫色线。(b)中盆腔。CTV$_2$–红色线，小肠–绿色线，直肠–棕色线。骨–蓝黑色线。(c)下盆腔。CTV$_2$–红色线，GTV–绿色线，盆骨–蓝黑色线，直肠–棕色线

(章青 译)

参考文献

1. Gallup DG, Talledo OE, Shah KJ, Hayes C (1987) Invasive squamous cell carcinoma of the vagina: a 14-year study. Obstet Gynecol 69:782–785
2. Frank SJ, Jhingran A, Levenback C et al (2005) Definitive radiation therapy for squamous cell carcinoma of the vagina. Int J Radiat Oncol Biol Phys 62:138–147
3. Perez CA, Korba A, Sharma S (1977) Dosimetric considerations in irradiation of carcinoma of the vagina. Int J Radiat Oncol Biol Phys 2:639–649
4. Mell LK, Mundt AJ (2005) Survey of IMRT use in the United States, 2004. Cancer 104:1296–1303
5. Mell LK, Mundt AJ (2008) IMRT in gynecologic cancers: growing support, growing acceptance. Cancer J 14:198–199
6. Lim K, Small W, Portelance L et al (2011) Consensus guidelines for delineation of clinical target volume for intensity-modulated pelvic radiotherapy for the definitive treatment of cervical cancer. Int J Radiat Oncol Biol Phys 79:348–355
7. Small W Jr, Mell LK, Anderson P et al (2008) Consensus guidelines for delineation of clinical target volume for intensity-modulated pelvic radiotherapy in postoperative treatment of endometrial and cervical cancer. Int J Radiat Oncol Biol Phys 71:428–434
8. Khan A, Jensen LG, Sun S et al (2012) Optimized planning target volume for intact cervical cancer. Int J Radiat Oncol Biol Phys (in press)

第 23 章

外阴癌

Arno J. Mundt, Catheryn Yashar, Loren K. Mell

靶区设计与勾画基本原则

- 外阴癌的治疗包括传统根治性外阴切除术或针对选择性位于侧壁的小肿瘤行局部扩大切除术。大多数患者需接受双侧腹股沟淋巴结清扫术,特别是对于肿瘤浸润深度>3mm,淋巴脉管浸润(lymphovascular invasion,LVI)和(或)高分级患者。

- 放射治疗通常作为高危[LVI,肿瘤浸润深度>5mm,手术切缘<8mm,G3 病变,淋巴结阳性,和(或)镜下切缘阳性]患者的术后辅助治疗[1-3]。

- 对于初诊不可切除肿瘤,建议先行术前放疗[4,5]。在许多治疗中心,这部分患者还同时接受同步化疗[6-8]。

- 外阴癌标准的放射治疗应包括盆腔和腹股沟淋巴引流区照射。后装治疗的作用有限,仅局限于外阴肿瘤切缘阳性或因内科疾患无法接受手术的患者。

- 由于外阴癌照射体积较大,且随着对妇科肿瘤调强放疗经验的积累[9,10],IMRT 在外阴癌治疗中的地位越来越引起学者的关注。

- 剂量学和前期临床研究结果显示外阴癌调强放疗技术的开展可较传统放疗更好地保护正常组织,降低急慢性毒副反应发生率[11-14]。但还有待于长期随访。

- 外阴癌患者在接受调强放疗时,在模拟 CT 时采用仰卧和蛙腿位,同时固定上/下躯干。由于影像图像上患者的脉管可能与淋巴结混淆,因此有必要进行增强模拟 CT 扫描以进一步鉴别。建议对所有患者的外阴部位放置补偿膜,尤其是对于术前放疗患者。

- PET/CT 扫描对于接受术前放疗的外阴癌患者,有助于确定实体肿瘤靶区 (gross tumor volume,GTV)。

- 与宫颈癌和子宫内膜癌不同的是[15,16]，目前对于外阴癌调强放疗的靶区勾画和治疗计划尚没有形成共识。估计近期将会产生治疗指南。

- 靶区勾画包括 GTV（术前放疗患者）和两个临床靶区（clinical target volume，CTV）。CTV_1 包括 GTV 和周围未侵及的外阴组织及邻近软组织。CTV_2 应包括双侧盆腔和腹股沟淋巴引流区。在每个 CTV 的基础上产生 PTV。表 23.1 描述了外阴癌患者的靶区勾画范围。

- 治疗计划中的剂量限制危险器官（organs at risk，OAR）包括小肠，膀胱，直肠，肛门和双侧股骨头。对于接受辅助化疗的患者，盆骨髓腔也应作为剂量限制器官以减少血液学毒性反应。表 23.2 详细描述了外阴癌患者实施调强放疗计划过程中的剂量限制器官 OAR （图 23.1）。

表 23.1　外阴癌调强放疗的靶区

靶区	定义和描述
GTV	基于 CT 或 PET/CT 基础上的原发肿瘤(仅限于术前放疗患者)
CTV$_1$	GTV 及周围未受侵的正常外阴组织和邻近软组织
CTV$_2$	盆腔和双侧腹股沟淋巴结区域
	盆腔淋巴结(髂总[a],髂内,髂外和骶前区域)区域定义为盆腔血管及周围 7mm 安全边界
	阴道侵犯的患者应该包括骶前区域,即 S1~S2 椎体前方至少 1.0cm 软组织
	对于肛管/直肠侵犯的患者,还应包括直肠周围淋巴结
	双侧腹股沟区域定义为血管周围 1~1.5cm[b] 安全边界(除外骨,肌肉和皮肤)以及邻近脂肪/软组织的可见淋巴结
PTV$_1$	CTV$_1$+10mm
PTV$_2$	CTV$_2$+7mm

最终的 PTV 同时包含 PTV$_1$ 和 PTV$_2$;PTV=PTV$_1$ U PTV$_2$,勾画腹股沟区域时需要避开皮肤

[a] 大多数患者 L4~L5 水平未包括整个髂总淋巴结区域。在一些治疗中心,对于淋巴结阴性的患者,大多数患者不包括整个髂总淋巴引流区,照射野上界局限于骶髂关节底部

[b] 对于腹股沟血管周围的安全边界范围尚存在争议

表 23.2　剂量限制危险器官(OAR)

器官	定义和描述
小肠	小肠肠管外壁,起自 L4~L5 间隙至乙状结肠曲折部
	包括盆腔内乙状结肠,升结肠和降结肠
	对于存在实体瘤的外阴癌,盆腔下部子宫后缘位于 PTV 内的肠环不需勾画在内
直肠	直肠外壁,起自乙状结肠曲折部至肛门
肛门	肛门外壁
膀胱	膀胱外壁
骨髓	盆骨如同骨髓腔
	包括髋骨,L5 椎体,整个骶骨,髋臼和近端股骨上缘
股骨头	整个股骨头,不包括股骨颈

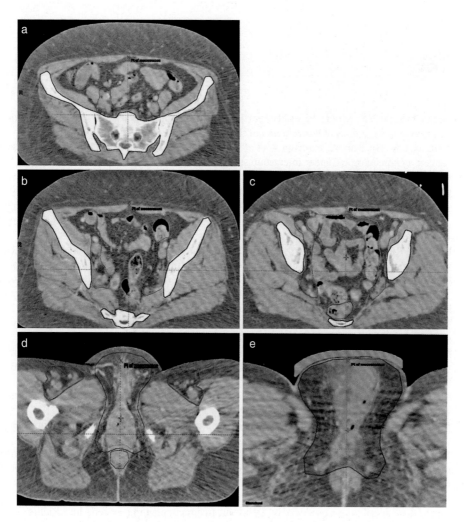

图 23.1　无法切除外阴癌,患者接受术前同步放化疗的调强放疗靶区示意图。(a)上盆腔。临床靶区 2(CTV$_2$) –紫红色线,盆骨–蓝黑色线,小肠–桔色线。(b)中上盆腔。CTV$_2$–紫红色线,小肠–桔色线,盆骨–蓝黑色线。(c) 中下盆腔。CTV$_2$–紫红色线,盆骨–蓝黑色线,直肠–红色线,小肠–桔色线。(d)下盆腔。CTV$_2$–紫红色线,GTV– 桔色线,CTV$_1$–蓝色线,直肠–红色线。(e)外阴区域。GTV–桔色线,CTV$_1$–蓝色线,以及外阴上放置的补偿膜– 绿色线

(章青　译)

参考文献

1. Heaps JM, Fu YS, Montz FJ et al (1990) Surgical-pathologic variables predictive of local recurrence in squamous cell carcinoma of the vulva. Gynecol Oncol 38:309–314
2. Gaffney DK, Du Bois A, Narayan K et al (2009) Patterns of care for radiotherapy in vulvar cancer: a Gynecologic Cancer Intergroup study. Int J Gynecol Cancer 19:163–167
3. Homesley HD, Bundy BN, Sedlis A et al (1986) Radiation therapy versus pelvic node resection for carcinoma of the vulva with positive groin nodes. Obstet Gynecol 68:733–740
4. Acosta AA, Given FT, Frazier AB et al (1978) Preoperative radiation therapy in the management of squamous cell carcinoma of the vulva: preliminary report. Am J Obstet Gynecol 132:198–206
5. Boronow RC (1982) Combined therapy as an alternative to exenteration for locally advanced vulvo-vaginal cancer: rationale and results. Cancer 49:1085–1091
6. Landoni F, Maneo A, Zanetta G et al (1996) Concurrent preoperative chemotherapy with 5-fluorouracil and mitomycin C and radiotherapy (FUMIR) followed by limited surgery in locally advanced and recurrent vulvar carcinoma. Gynecol Oncol 61:321–327
7. Thomas G, Dembo A, DePetrillo A et al (1989) Concurrent radiation and chemotherapy in vulvar carcinoma. Gynecol Oncol 34:263–267
8. Moore DH, Thomas GM, Montana GS et al (1998) Preoperative chemoradiation for advanced vulvar cancer: a phase II study of the Gynecologic Oncology Group. Int J Radiat Oncol Biol Phys 42:79–85
9. Mell LK, Mundt AJ (2005) Survey of IMRT use in the United States, 2004. Cancer 104:1296–1303
10. Mell LK, Mundt AJ (2008) IMRT in gynecologic cancers: growing support, growing acceptance. Cancer J 14:198–199
11. Beriwal S, Heron DE, Kim H et al (2006) Intensity-modulated radiotherapy for the treatment of vulvar carcinoma: a comparative dosimetric study with early clinical outcome. Int J Radiat Oncol Biol Phys 64:1395–1400
12. Ahmad M, Song H, Moran M et al (2004) IMRT of whole pelvis and inguinal nodes: evaluation of dose distributions produced by an inverse treatment planning system. Int J Radiat Oncol Biol Phys 60(Suppl):S484–S485
13. Beriwal S, Coon D, Heron DE et al (2008) Preoperative intensity-modulated radiotherapy and chemotherapy for locally advanced vulvar carcinoma. Gynecol Oncol 109:291–295
14. Bloemers MC, Portelance L, Ruo R et al (2012) A dosimetric evaluation of dose escalation for the radical treatment of locally advanced vulvar cancer by intensity-modulated radiation therapy. Med Dosim (in press)
15. Lim K, Small W, Portelance L et al (2011) Consensus guidelines for delineation of clinical target volume for intensity-modulated pelvic radiotherapy for the definitive treatment of cervical cancer. Int J Radiat Oncol Biol Phys 79:348–355
16. Small W Jr, Mell LK, Anderson P et al (2008) Consensus guidelines for delineation of clinical target volume for intensity-modulated pelvic radiotherapy in postoperative treatment of endometrial and cervical cancer. Int J Radiat Oncol Biol Phys 71:428–434

第 24 章

前列腺腺癌

Neil Desai, Michael Zelefksy

靶区设计与勾画基本原则

- IMRT 是前列腺腺癌外照射过程中的标准治疗技术。外照射是前列腺腺癌根治治疗和术后辅助治疗过程中的主要治疗手段，而精确的靶区勾画在放疗过程中直接关系到照射剂量的安全实施。本章节我们主要介绍纽约纪念医院(MSKCC)对于前列腺癌放疗的标化的工作流程，以使读者客观感受前列腺癌靶区勾画的流程。

- 所有患者在治疗前都必须进行包括直肠指检，尿流情况和勃起功能的检查，并进行相关的实验室检查。建议进行直肠内 MRI 检查以评估前列腺癌包膜外侵犯，精囊侵犯，脉管侵犯和良性前列腺增生(benigh prostatic hyperplasia,BPH)情况，并进行前列腺实体肿瘤评估以为术后辅助照射剂量修饰提供依据。

- 在 MSKCC,我们采用 2mm 层厚的 CT 模拟：

  影像标记:金点或 Calypso 标记的置放必须在模拟 CT 前至少 5 天实施。

  准备:模拟 CT 前 1 天晚上进行肠道准备,并在模拟 CT 前 90 分钟口服造影剂。

  固定:采用仰卧位,体膜固定(如 Aquaplast)。

  特殊要求:膀胱充盈,内置 foley 导尿管以帮助勾画尿道,同时进行 MRI 融合以进行靶区剂量修饰。

- 必须在每个 CT 层面上勾画 CTV,表 24.1 详细描述了靶区和周围组织的勾画范围。

表 24.1　推荐采用的外照射过程中的靶区和勾画方式

治疗目的	治疗方式	剂量 (Gy)*	PTV 边界	CTV 勾画
根治	传统照射（膀胱充盈，foley 导尿管）	80~86	6mm	前列腺和精囊（图 24.1） • 先勾画前列腺中央区，这是最容易分辨的前列腺边界 • 对于邻近尿生殖膈（GUD）的前列腺尖部的确定要基于要主图中所示用于辨别肛提肌汇聚部位（如 McLaughlin 裂缝等）的标志 • 侧界：肛提肌 • 前界：纤维肌性基质前缘（fibromuscular stroma，AFS） • 后界：直肠一般对应于前列腺中央区的背面，但直肠下端处与前列腺分离，因此，必须从肛管开始观察直肠位置以避免靶区误差
	大分割照射	7 或更高剂量×5 次	5mm（邻近直肠部位为 3mm）	• 上界：最终的 CTV 包括精囊，但可不包括和精囊伴随的腺管。精囊可单独勾画，但如将精囊腺包含在内，形成一个单独结构的 CTV，可以使靶区结构平滑过渡，保持 CTV 与邻近膀胱之间勾画的连续性 • 从 3D 结构上进行核对以评估靶区勾画的对称性和纠正可能存在的误差（详见图 24.2） • RTOG 指南（图 24.3 和图 24.4）
辅助/挽救	（全膀胱）	72±局部残余肿瘤补量照射	10mm（邻近直肠部位为 6mm）	• 前列腺尖端恰位于 GUD 上方。将膀胱尿道连接部（vesicourethral anastomosis，VUA）定义为尿道末端下一层面，并自该层面向下勾画 8~12mm 区域。MRI 融合可能有助于其精确定位 • 自耻骨联合上缘起，将前界逐渐地向后拉至少至 3~4 个层面，直至与膀胱重叠 3~4mm，如图形成经典的"哑铃状"

（转下页）

表 24.1（续）

治疗目的	治疗方式	剂量(Gy)	PTV边界	CTV勾画
或	盆腔淋巴结	45	10mm	• 头侧边界一般位于耻骨联合上缘上约 2cm 处，但不需要包绕所有的止血夹 • 外侧界至闭孔内肌 • MRI 上显示的实体残余肿瘤范围（图 24.7b） • RTOG 未明确定义 CTV 勾画方式（图 24.5） • 目标血管：髂总血管位于 L5～S1 椎间隙下缘；髂外血管和髂内血管汇入阴部血管和闭孔血管 • PTV 的后界（髂内血管的分支）是最常见过度勾画的部位，可导致直肠受到高剂量照射 • 终点：髂外血管终止于股骨头顶部，盆腔下部淋巴结勾画（闭孔/阴部）终止于耻骨联合上缘

* 目前所显示的剂量是 MSKCC 正在实施的剂量。根据不同研究中心的实际情况（包括治疗计划的剂量验证和摆位差别），接受根治治疗的前列腺的处方剂量应该重新定义

- 靶区勾画流程的参考图像:图 24.1 至图 24.5 举例说明了前列腺,精囊腺(SV),盆腔淋巴结和术后瘤床的勾画范围。特殊结构的勾画详见图 24.6 和图 24.7。

　　本参考图像突出显示了靶区勾画和质量保证的基本原则:

　　—重点解释了解剖边界和标记。

　　—通过 3D 图像进行质量评估。

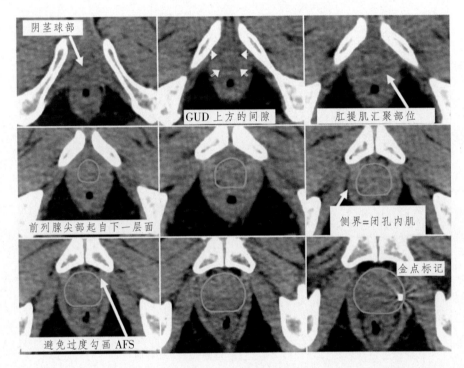

图 24.1　NCCN 定义为低危前列腺癌患者,MRI 提示可能存在精囊侵犯,患者接受根治性前列腺和精囊照射的靶区图像。该图像的模拟 CT 层厚为 2mm,主要显示了 CTV 的轮廓,图像起自前列腺顶部并延续至前列腺尖部(但未包含所有的层面)(转下页)

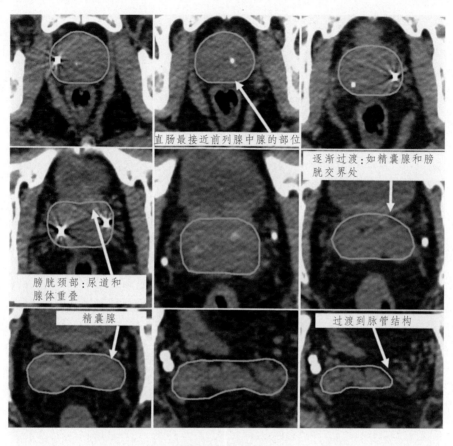

图 24.1（接上页）

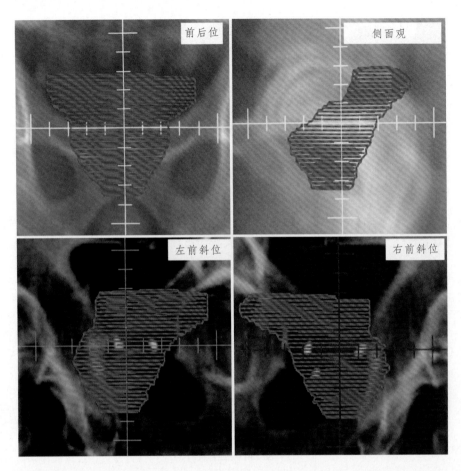

图 24.2　用于质量评估的不同视野角度的 CTV 三维图像。注意：翼状结构下方的近似球状腺体代表了精囊腺。通过轴位图像的相互参照可发现解剖结构的常见误差，如：过度覆盖 GUD 将导致靶区下缘范围的扩大。另一方面，在靶区整体结构异常不规则时，采用三维图像来校对，可能导致过度调整，使靶区结构和实际解剖结构不相吻合，尤其表现在治疗过程中出现器官形态变化和移动时

表 25.1　膀胱癌 3D-CRT 照射野的体位和靶区 (图 25.1~图 25.3)

靶区	照射野边界
小盆腔野 (包括 CTV_1) (45Gy)	AP/PA 上下界:骶髂中部区域至闭孔下缘 前后界:骨盆中部最宽处旁开 1.5~2.0cm 股骨头挡铅 侧界 上下界:同 AP/PA 前界:膀胱前缘 2.5cm,避开皮肤 后界:膀胱后缘 2.5cm,或包括可见肿瘤 髂外血管淋巴结区域前挡铅以保护小肠
全膀胱野 (CTV_2) (54Gy)	$PTV_2=CTV_2+2cm$
肿瘤局部补量 (CTV_3) (64Gy)	$PTV_3=CTV_3+2cm$

表 25.2　膀胱癌 IMRT 靶区

靶区	照射野边界
GTV	膀胱镜检和影像学可见肿瘤
CTV_1	包括整个膀胱,前列腺和区域淋巴结
CTV_2	包括整个膀胱和 CT 图像上可见膀胱肿瘤
CTV_3	包括 GTV,以保证局部补量照射

调强放疗

　　调强放疗可有助于调整治疗过程中的器官移动,从而可以减少 PTV 边界的误差。虽然这不是标准的放疗方式,但 IMRT 可理想地减少小肠受照射剂量,同时避免未受累膀胱接受不必要的照射。下图所示的剂量分割作为一种治疗选择,其支持采用加速分割剂量以减少肿瘤再增殖[5]。

模拟定位和计划

　　采用影像引导的模拟定位时,膀胱采用充盈状态,可保护正常膀胱组织,提高治疗增益比[25.3]。

表 25.3　膀胱癌计划体积和照射剂量

靶区	组织	总剂量和分割次数
小盆腔野(包括 PTV$_1$)	髂内外血管及周围 7mm 安全边界	51Gy/30 次； 1.7Gy/次
全膀胱野(PTV$_2$)	包括整个膀胱和前列腺及周围 1cm 安全边界	54Gy/30 次； 1.8Gy/次
缩野(CTV$_3$)	在 TURBT 基础上可见的膀胱肿瘤或可触及的肿瘤及周围 7mm 的安全边界	64.5Gy/30 次； 2.15Gy/次

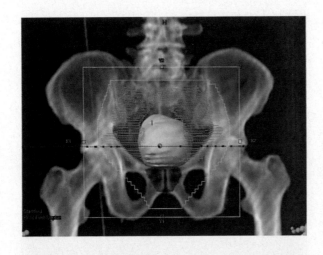

图 25.1　膀胱癌 3D 照射野,AP 图像

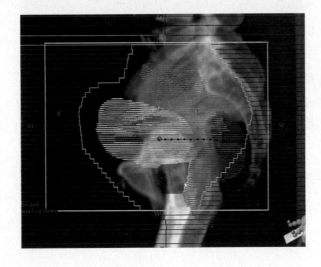

图 25.2　膀胱癌 3D 照射野,侧野图像

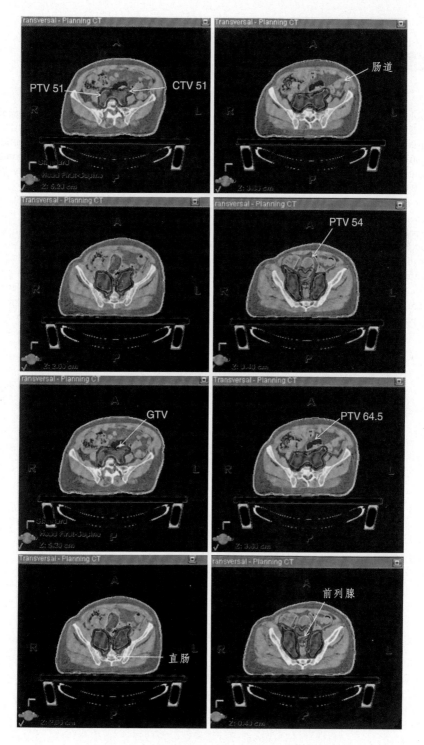

图 25.3 轴位 CT 上靶区和正常组织勾画示意图

（章青 译）

参考文献

1. Shipley WU, Prout GR Jr, Einstein AB et al (1987) Treatment of invasive bladder cancer by cisplatin and radiation in patients unsuited for surgery. JAMA 258:931–935

2. Shipley WU, Winter KA, Kaufman DS et al (1998) Phase III trial of neoadjuvant chemotherapy in patients with invasive bladder cancer treated with selective bladder preservation by combined radiation therapy and chemotherapy: initial results of Radiation Therapy Oncology Group 89–03. J Clin Oncol 16:3576–3583

3. Tester W, Porter A, Asbell S et al (1993) Combined modality program with possible organ preservation for invasive bladder carcinoma: results of RTOG protocol 85–12. Int J Radiat Oncol Biol Phys 25:783–790

4. Rodel C, Grabenbauer GG, Kuhn R et al (2002) Combined-modality treatment and selective organ preservation in invasive bladder cancer: long-term results. J Clin Oncol 20:3061–3071

5. Kaufman DS, Winter KA, Shipley WU et al (2009) Phase I-II RTOG study (99–06) of patients with muscle-invasive bladder cancer undergoing transurethral surgery, paclitaxel, cisplatin, and twice-daily radiotherapy followed by selective bladder preservation or radical cystectomy and adjuvant chemotherapy. Urology 73:833–837

第 **26** 章

精原细胞瘤

Dayssy A. Diaz, Alan Pollack, Matthew C. Abramowitz

靶区设计与勾画基本原则

- 治疗前必须严格明确分期。完整的体格检查包括阴囊和睾丸检查,血清肿瘤标记物(AFP,β-HCG 和 LDH),阴囊 B 超,腹盆腔 CT 和 CXR[1]。

- 模拟定位前,评估生育能力,必要时建立精子库存。

- 患者采用仰卧位,CT 模拟定位,不需要行增强 CT 检查。建议挡铅保护未受累睾丸(尤其是对于接受狗腿野照射的患者)(图 26.1)。

- 基于 MRC TE 10[2]研究结果的基础上[研究显示与狗腿野相比,单纯腹主动脉野(图 26.2)可显著减少放射导致的毒性反应](表 26.1),对于 Ⅰ 期精原细胞瘤,辅助放疗仅照射主动脉淋巴结引流区,除非先前有腹股沟或阴囊侵犯(导致淋巴引流途径的改变)。然而,对于预后差的 Ⅰ 期精原细胞瘤,照射野需包括盆腔淋巴结引流区(狗腿野),以预防盆腔复发(< 4%)。对于 Ⅱ 期精原细胞瘤,应常规采用狗腿野照射。

- 对于既往接受过腹股沟手术的患者,同侧腹股沟淋巴结和髂血管淋巴结引流区应包含在照射野内;对于既往有阴囊侵犯或白膜浸润的患者,则需考虑对阴囊行电子线补量照射。

- 照射野和靶区内主动脉旁淋巴结引流区和相关血管的详细勾画见图 26.3。

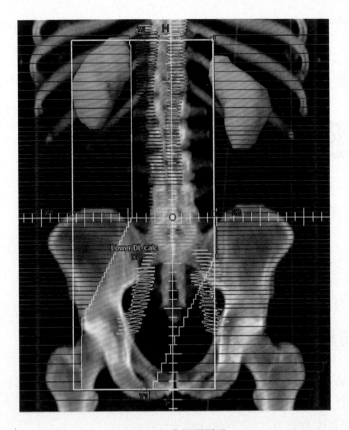

图 26.1   狗腿野图示

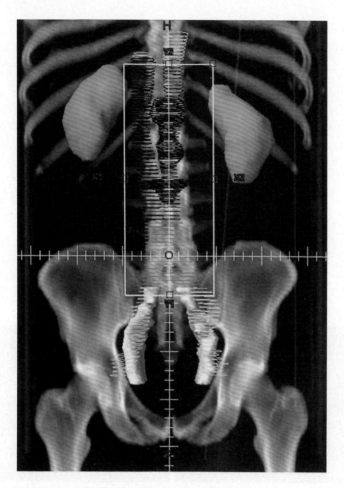

图 26.2　单纯腹主动脉野图示

表 26.1　精原细胞瘤的放射治疗野：狗腿野和腹主动脉野

治疗野和靶区	照射野边界和范围
狗腿野	上界：T10~T11 椎间隙 下界：闭孔中部 侧界：对侧腰椎横突（一般位于 L3 水平，相当于肾脏位置）外 2cm 范围，包括所有可见淋巴结；向下扩大至包括髋臼边缘至闭孔中部水平
主动脉旁野	上界：T10~T11 椎间隙 下界：L5 与 S1 椎间隙 侧界：对侧腰椎横突（一般位于 L3 水平，相当于肾脏位置）外 2cm 范围，包括所有可见淋巴结；主动脉旁淋巴结 CTV 包括血管（主动脉和 IVC）及周围 7mm 安全边界，不包括骨组织
nCTV（阳性淋巴结 CTV 和 PTV）	实体肿瘤及周围 1.5cm 安全边界，不包括骨组织 PTV=CTV+3~5mm 安全边界

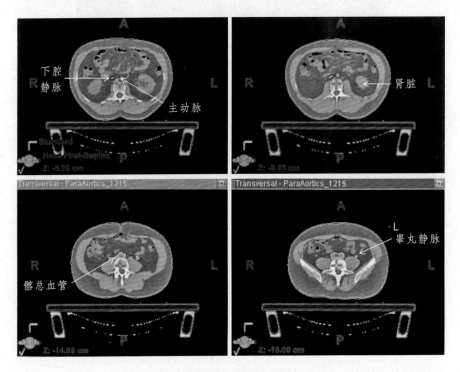

图 26.3　基于 CT 图像的重要组织位置(转下页)

　　对于 I 期精原细胞瘤，标准放射治疗剂量为 20Gy/10 次[3]；对于 II 期精原细胞瘤，淋巴结未累及的淋巴结引流区域照射剂量为 25.05Gy/15 次，同时可见淋巴结局部补量 5Gy（当达到这一剂量时，野内复发的几率相当低）。然而，ICUD 共识认为局部补量照射剂量需 10Gy，而 EUA 建议对于 II A 期精原细胞瘤，照射剂量需 30Gy；对于 II B 期精原细胞瘤，照射剂量需 36Gy[4]

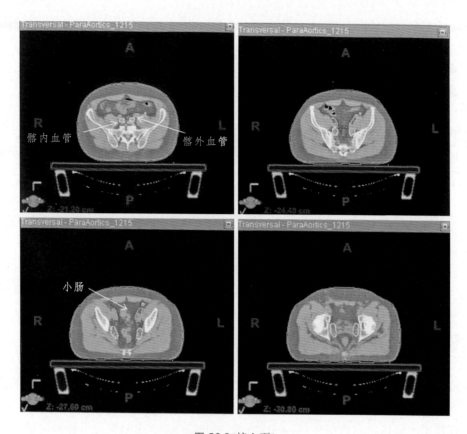

图 26.3（接上页）

（章青 译）

参考文献

1. Warde P, Huddart R, Bolton D et al (2011) Management of localized seminoma, stage I-II: SIU/ICUD Consensus Meeting on Germ Cell Tumors (GCT), Shanghai 2009. Urology 78:S435–S443

2. Fossa SD, Horwich A, Russell JM et al (1999) Optimal planning target volume for stage I testicular seminoma: a Medical Research Council randomized trial. Medical Research Council Testicular Tumor Working Group. J Clin Oncol 17:1146

3. Jones WG, Fossa SD, Mead GM et al (2005) Randomized trial of 30 versus 20 Gy in the adjuvant treatment of stage I Testicular Seminoma: a report on Medical Research Council Trial TE18, European Organisation for the Research and Treatment of Cancer Trial 30942 (ISRCTN18525328). J Clin Oncol 23:1200–1208

4. Albers P, Albrecht W, Algaba F et al (2012) EAU guidelines on testicular cancer: 2011 update. Actas Urol Esp 36(3):127–145

第 *27* 章
脑转移瘤的姑息性放疗

David C. Weksberg, Jiade J. Lu, Eric L. Chang

靶区设计与勾画基本原则

- 大脑是最常见的恶性肿瘤转移部位之一。放射治疗、手术和激素治疗是脑转移瘤的基石性治疗。常规外照射的全脑放疗(whole brain radiation therapy, WBRT)是应用最为广泛的放射治疗技术。立体定向放射外科(stereotactic radiosurgery, SRS)作为一种辅助的或先开始的治疗技术,适用于符合以下情况的患者:颅内转移灶数目有限,颅外病灶控制良好,体力状况良好的患者。

- 为评估颅内病灶的情况,在治疗前必须采集详细的病史,进行细致的体格检查(尤其是神经系统的检查)和适当的实验室检查。中枢神经系统的影像学检查十分重要,推荐进行钆增强的 MRI 扫描。

- WBRT 目前已作为症状性脑转移患者的治疗常规(图 27.1),也是小细胞肺癌患者的预防性脑照射的常用技术。

- 全脑放疗有多种剂量和分割方式的计划,其中 30Gy/10 次的分割方式最为常用。对于预期寿命较长(更着重认知功能保护)的患者,可考虑增加分割次数的计划(如 30Gy/12 次,37.5Gy/15 次)。对于小细胞肺癌,最普遍推荐的预防性脑照射的剂量是 25Gy/10 次,每天 1 次。

- 目前尚不明确 SRS 单独应用,或与 WBRT 配合哪种为最佳的治疗手段。随机试验的结果支持对仅有 1~3 个颅内转移灶的患者,在 WBRT 前、后应用 SRS 技术[1]。SRS 也可单独作为仅有 1~3 个颅内转移灶的患者的放射治疗技术[2,3],但必须在有充分的影像学随访条件的前提下,以保证能监测到新发病灶的出现。

- SRS 通常应用于最大直径<4cm 的颅内病灶。无论病灶大小如何,若病灶占位效应较为明

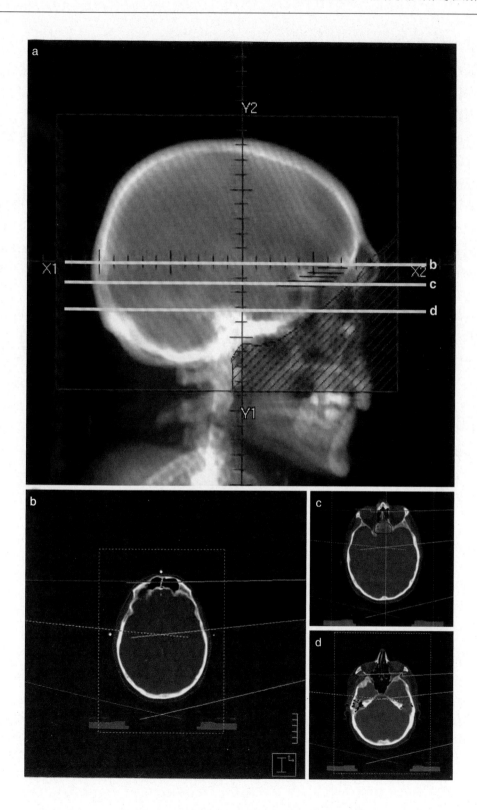

显，都应该考虑神经外科治疗。对于术后残腔应用 SRS 照射，目前尚处于研究阶段。

- 全脑放疗模拟定位时，患者取仰卧位，头枕和面罩固定，3~5mm 层厚的 CT 平扫。然而，对于有急诊情况的患者，可根据患者的具体情况采取合适的体位。采集从颅顶至颈椎上缘的横断面影像。

- 最经典的放射治疗技术是两侧对穿野的光子线照射技术。具体放射野的设计详见图 27.1。值得注意的是，放射野应该包全筛板和颞叶。图 27.2 说明了在不同临床情况下对于全脑放疗标准放射野的适当调整。

- 在进行 SRS 前，需由神经外科医师放置立体定向放疗专用的头架。推荐采用容积 MRI（1mm 层厚）、增强 MRI 作为靶区勾画和计划设计的图像。在多等中心、钴 60 的 SRS 系统（"伽玛刀"）中，这种 MRI 扫描可直接用作计划设计。然而，对于基于直线加速器（linear accelerator，LINAC）的 SRS 系统，需采集薄层 CT 扫描进行剂量计算，而薄层 CT 可与容积 MRI 进行融合以进行计划设计。

- 在有头架的 SRS 系统中，大体肿瘤靶区（gross tumor volume, GTV）应包括 MRI 上的可见病灶（图 27.3），无须进行 CTV 或 PTV 的外放（在无头架的系统中，需在 GTV 上外放 1~2mm 作为 PTV）。对于伽玛刀而言，处方剂量是给予 50% 的等剂量线；而基于直线加速器的 SRS，处方剂量应给予 80%~95% 的等剂量线，具体等剂量线应根据肿瘤病灶的大小进行选择（表 27.1）。SRS 可达到高度适形的剂量分布，使邻近重要正常组织的病灶的治疗也成为可能（图 27.4）。然而，仍需关注正常组织的受量情况（表 27.2）。

- 进一步的文献阅读列表如下[4-13]。

图 27.1 标准的全脑放疗（WBRT）放射野设计图。常规对穿野技术，是进行轴位旋转（RAO/LAO）微调以产生共面的前野边界，使射线不发散到晶体。(a)射野方向观（RAO）和挡铅。下界在 C1 水平，上界、后界开放，至少包括颅骨外 2cm。挡铅放在 C1 椎体的前缘，以保护正常组织，需考虑到在颞叶和筛板上外放适当的边界（蓝色线）。(b)中央轴位观，注意放射野前界的共面。(c)轴位图，展示筛板的前缘有合适的边界（蓝色线），以及规避通过晶体的散射剂量。(d)轴位图展示颞叶外侧的合适边界

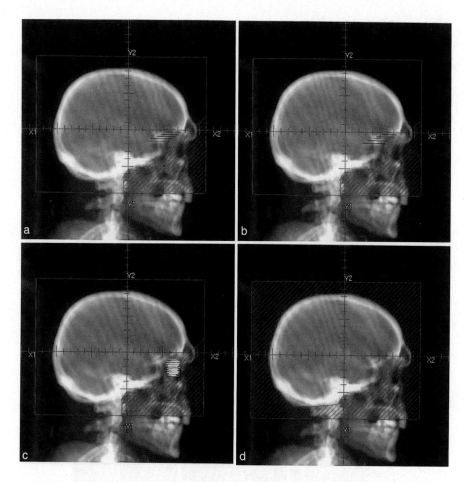

图 27.2　全脑放疗放射野的调整。(a) 常规放射野设计(RAO/LAO)。**(b)** 更大的全脑放疗放射野,用于软脑膜疾病中。这个放射野对筛板(蓝色线)给予额外的边界。**(c)** 常规放射野(RAO/LAO),除了包括传统的全脑放疗边界,还包括双侧视网膜(黄色线),用于已证实的视网膜受累的情况下(如中枢神经系统淋巴瘤,白血病的中枢神经系统预防性照射,白血病浸润视网膜)。需要注意的是:晶体(绿色线)和前房是以挡铅阻挡的。**(d)** 保留头皮的全脑放射野—对于有美容要求的患者,挡块的边缘可设在颅骨外缘,以最大程度地降低秃发的发生率

图 27.3　SRS 治疗 3 个脑转移灶。 Leksell 伽玛刀应用于治疗 1 例有 3 个脑转移灶的非小细胞肺癌患者。对比增强容积 MRI(1mm 层厚)展示了 3 个有明显增强的病灶:右侧顶叶(病灶 1),右侧小脑半球(病灶 2),右侧枕叶(病灶 3)。基于病灶的体积,三个病灶都给予 20Gy 的处方剂量。轴位、冠状位、矢状位 MRI 展示了放射治疗计划的情况,其中处方等剂量线以黄色线表示,其他等剂量线以绿色线表示

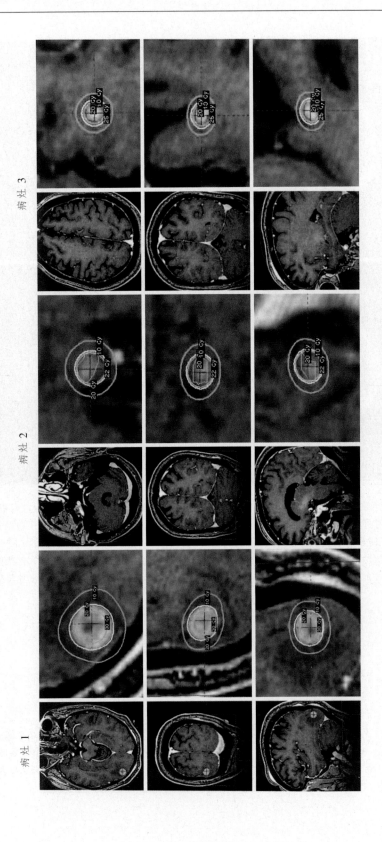

表 27.1　不同体积病灶的 SRS 处方剂量

肿瘤体积(cm)	处方剂量(Gy)
<2	20~24
2~3	18
3~4	15

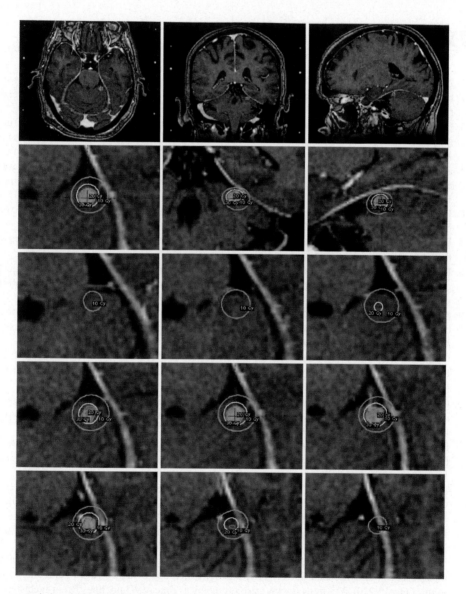

图 27.4　SRS 治疗 1 例邻近脑干的小脑病灶。(a)通过病灶中心(橙色线)的轴位、冠状位、矢状位容积增强 MRI 层面(1mm 层厚)。20Gy 的处方等剂量线以黄色表示,30Gy 和 10Gy 的等剂量线以绿色表示。(b)连续轴位图展示了接受 10Gy 以上的整个等剂量体积。病灶边缘剂量的急剧跌落,保证了邻近脑干的病灶的治疗安全(具体剂量限制详见表 27.2)

表 27.2　重要正常组织的剂量限制

危及器官	剂量限制(Gy)
脑干	12
视结构	8

（区晓敏　译）

参考文献

1. Andrews DW et al (2004) Whole brain radiation therapy with or without stereotactic radiosurgery boost for patients with one to three brain metastases: phase III results of the RTOG 9508 randomised trial. Lancet 363(9422):1665–1672
2. Chang EL et al (2009) Neurocognition in patients with brain metastases treated with radiosurgery or radiosurgery plus whole-brain irradiation: a randomised controlled trial. Lancet Oncol 10(11):1037–1044
3. Aoyama H et al (2006) Stereotactic radiosurgery plus whole-brain radiation therapy vs stereotactic radiosurgery alone for treatment of brain metastases: a randomized controlled trial. JAMA 295(21):2483–2491
4. Patchell RA et al (1998) Postoperative radiotherapy in the treatment of single metastases to the brain: a randomized trial. JAMA 280(17):1485–1489
5. Patchell RA et al (1990) A randomized trial of surgery in the treatment of single metastases to the brain. N Engl J Med 322(8):494–500
6. Kocher M et al (2011) Adjuvant whole-brain radiotherapy versus observation after radiosurgery or surgical resection of one to three cerebral metastases: results of the EORTC 22952–26001 study. J Clin Oncol 29(2):134–141
7. Sperduto PW et al (2010) Diagnosis-specific prognostic factors, indexes, and treatment outcomes for patients with newly diagnosed brain metastases: a multi-institutional analysis of 4,259 patients. Int J Radiat Oncol Biol Phys 77(3):655–661
8. Gaspar L et al (1997) Recursive partitioning analysis (RPA) of prognostic factors in three Radiation Therapy Oncology Group (RTOG) brain metastases trials. Int J Radiat Oncol Biol Phys 37(4):745–751
9. Gaspar LE et al (2010) The role of whole brain radiation therapy in the management of newly diagnosed brain metastases: a systematic review and evidence-based clinical practice guideline. J Neurooncol 96(1):17–32
10. Kalkanis SN et al (2010) The role of surgical resection in the management of newly diagnosed brain metastases: a systematic review and evidence-based clinical practice guideline. J Neurooncol 96(1):33–43
11. Linskey ME et al (2010) The role of stereotactic radiosurgery in the management of patients with newly diagnosed brain metastases: a systematic review and evidence-based clinical practice guideline. J Neurooncol 96(1):45–68
12. Lo SS et al (2012) Advances in radiation therapy of brain metastasis. Prog Neurol Surg 25:96–109
13. Tsao MN et al. (2012) Radiotherapeutic and surgical management for newly diagnosed brain metastasis(es): an American Society for Radiation Oncology evidence-based guideline. Pract Radiat Oncol 2:210–225. https://www.astro.org/Clinical-Practice/Guidelines/Brain-metastases.aspx
14. Shaw E et al (2000) Single dose radiosurgical treatment of recurrent previously irradiated primary brain tumors and brain metastases: final report of RTOG protocol 90–05. Int J Radiat Oncol Biol Phys 47(2):291–298

第 28 章

中枢神经系统良性肿瘤

Sheen Cherian, Samuel T. Chao, Erin S. Murphy, John H. Suh

靶区设计与勾画基本原则

- 临床上最常见的中枢神经系统良性肿瘤包括低级别胶质瘤，脑膜瘤，前庭施万细胞瘤和垂体瘤。IMRT、三维适形放疗(3D-conformal radiotherapy, 3D-CRT)、分割的立体定向放射治疗(fractionated stereotactic radiotherapy, FSRT)和立体定向放射外科治疗(stereotactic radiosurgery, SRS)这些技术，都可以是这些肿瘤的根治性放疗的标准技术。由于肿瘤靶区常邻近重要的危及器官，精确的靶区勾画十分重要。

- 治疗前需采集详细的病史，进行细致的体格检查(尤其着重于神经系统检查)，相应的实验室检查，治疗前视敏度、视野的评估，听力检查和体力状况评估都是需要的。影像学检查对于疾病诊断、分期和放疗计划制定十分重要。

- 如果有手术可能，手术仍然是最主要的治疗手段。对于所有良性肿瘤，大体肿瘤切除术(gross tumor resection, GTR)仍然是手术的目标，只要手术本身不会产生额外的并发症。

- 模拟定位时，患者取仰卧位，双手置于体侧。如进行 SRS，则采用特制的立体定向放疗专用的头架。如进行 3D-CRT 或 IMRT，则采用热塑面罩。采集 2~3mm 层厚的螺旋 CT 图像，扫描范围包括从颅顶至中位颈椎水平。可注射造影剂增强以方便勾画靶病灶。通常情况下，需 MRI 诊断图像与定位 CT 图像进行融合，以方便勾画大体肿瘤靶区(gross tumor volume, GTV)。

- 需逐层在定位 CT 上勾画 GTV。对于低级别胶质瘤，GTV 须包括 T2 增强的 MRI 上所有信号异常区域。对于其他的良性肿瘤而言，GTV 须勾画至 T1 增强的 MRI 上强化区域的外缘。应勾画危及器官，并根据肿瘤处方剂量和分割方式定义危及器官的剂量限制值 (表 28.1，图 28.1 至图 28.11)。

表 28.1　靶区体积

疾病	靶区体积定义和勾画	剂量和分割
胶质瘤	GTV$_{54}$:MRI 的 T2 序列上可见的异常信号区域 CTV=GTV+1.5~2cm:在 GTV 上三维方向外放 1.5~2cm 即为 CTV,需考虑到邻近组织的正常边界(骨幕、颅骨等) PTV=CTV+0.3cm:在 CTV 上外放 0.3~0.5cm 为 PTV	54Gy/30 次[1]
脑膜瘤	GTV$_{54}$:MRI 的 T1 增强序列上强化区域的外缘即 GTV CTV=GTV:对于良性脑膜瘤无须外放 CTV 边界 PTV=CTV+0.3~0.5cm:在 CTV 上外放 0.3~0.5cm 为 PTV 对于 SRS,直接勾画 GTV 即可,无须外放	54Gy/30 次[2] SRS:单次给予 12~14Gy,处方剂量给予 50%等剂量线[3]
垂体瘤	GTV$_{45}$:MRI 的 T1 增强序列上强化区域的外缘即 GTV CTV=GTV:对于垂体瘤而言,需强调无须外放 CTV 边界 PTV=CTV+0.3~0.5cm:从 CTV 上外放 0.3~0.5cm 为 PTV 对于 SRS,直接勾画 GTV 即可,无须外放	非功能性肿瘤,45Gy/25 次;功能性肿瘤,50.4~54Gy[4] SRS:非功能性肿瘤,单次给予 15~16Gy;功能性肿瘤,单次给予 18~25Gy[4]
前庭施万细胞瘤	GTV$_{45}$:MRI 的 T1 增强序列上强化区域的外缘即 GTV CTV=GTV:无须外放 CTV 边界 PTV=CTV+0.3~0.5cm:从 CTV 上外放 0.3~0.5cm 为 PTV 对于 SRS,直接勾画 GTV 即可,无须外放	45~54Gy/25~30 次[5] SRS:给予 50%等剂量线 13Gy[5]

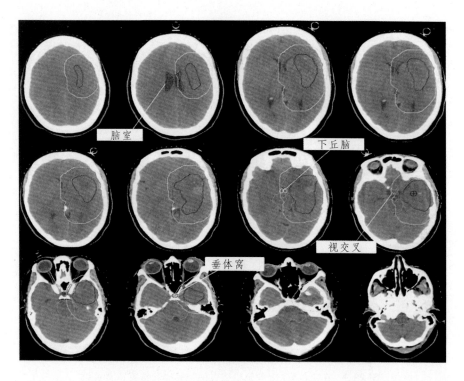

图 28.1 低级别胶质瘤靶区,根据 MRI T2 序列图像上可见的异常信号区,在定位 CT 图像上勾画靶区

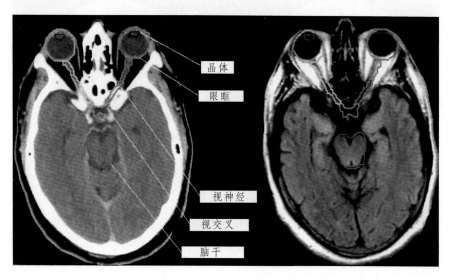

图 28.2 在定位 CT 和融合 MRI 图像上勾画危及器官

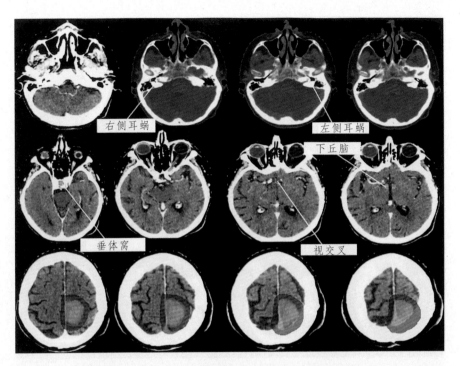

图 28.3　在定位 CT 上勾画中线旁的脑膜瘤和重要正常组织

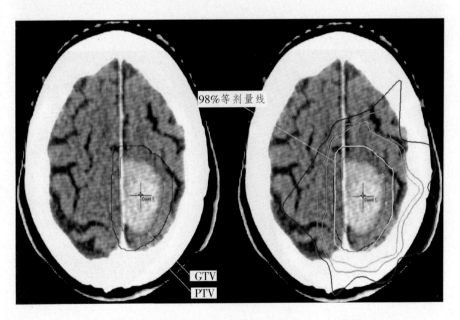

图 28.4　硬脑膜受累的中线旁脑膜瘤在轴位 CT 上的等剂量线

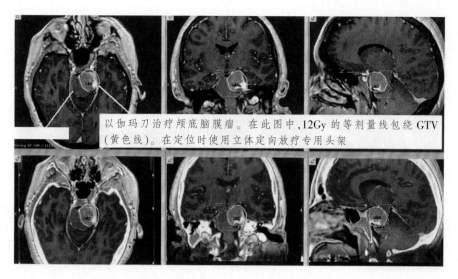

图 28.5 SRS 治疗颅底脑膜瘤,CT/MRI 融合图像的轴位、冠状位、矢状位图:12Gy 等剂量线适形地包绕 PTV

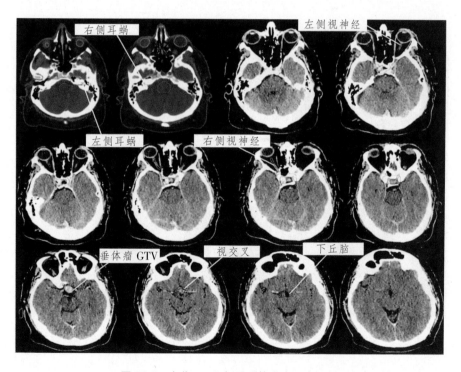

图 28.6 定位 CT 上勾画垂体瘤和正常组织

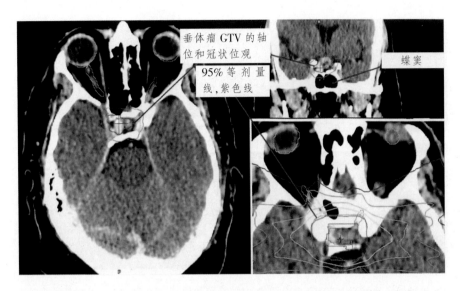

图 28.7　垂体瘤的轴位和冠状位 CT。注意 PTV 被 95% 等剂量线适形包绕

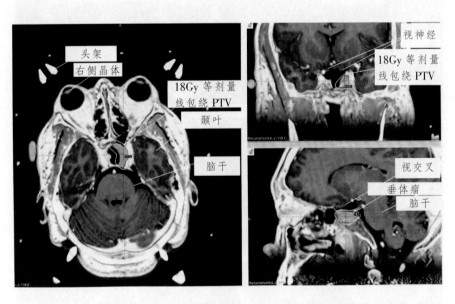

图 28.8　SRS 治疗垂体瘤—CT/ MRI(增强)融合图像的轴位、冠状位、矢状位观

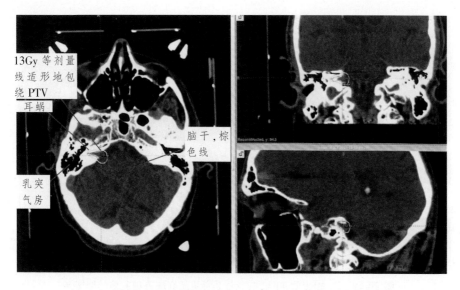

13Gy 等剂量线适形地包绕 PTV

耳蜗

脑干，棕色线

乳突气房

图 28.9　SRS 治疗前庭施万细胞瘤的轴位、冠状位、矢状位观(骨窗)

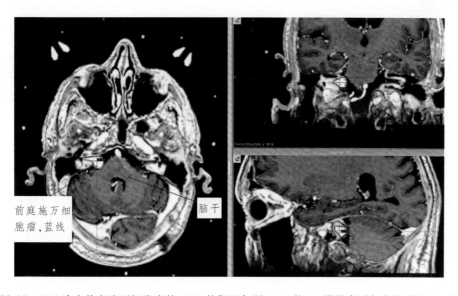

前庭施万细胞瘤，蓝线

脑干

图 28.10　SRS 治疗前庭施万细胞瘤的 GTV 的靶区勾画(MRI 的 T1 增强序列与定位增强 CT 融合)

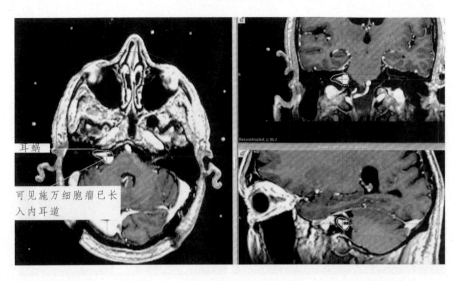

图 28.11　在 MRI 的 T1 增强序列上勾画前庭施万细胞瘤的靶区

（区晓敏 译）

参考文献

1. van den Bent MJ, Afra D et al (2005) Long-term efficacy of early versus delayed radiotherapy for low-grade astrocytoma and oligodendroglioma in adults: the EORTC 22845 randomised trial. Lancet 366(9490):985–990
2. Goldsmith BJ, Wara WM et al (1994) Postoperative irradiation for subtotally resected meningiomas. A retrospective analysis of 140 patients treated from 1967 to 1990. J Neurosurg 80(2):195–201
3. Flickinger JC, Kondziolka D et al (2003) Gamma knife radiosurgery of imaging-diagnosed intracranial meningioma. Int J Radiat Oncol Biol Phys 56(3):801–806
4. Suh JH, Chao ST, Weil RJ (2011) Pituitary tumors. In: Gunderson L, Tepper J (eds) Clinical radiation oncology, 3rd edn. Churchhill Livingstone, New York, pp 493–509
5. Murphy ES, Suh JH (2011) Radiotherapy for vestibular schwannomas: a critical review. Int J Radiat Oncol Biol Phys 79(4):985–997

Harold C. Agbahiwe, Stephanie A. Terezakis

第 29 章
霍奇金和非霍奇金淋巴瘤

靶区设计与勾画基本原则

- 对于霍奇金淋巴瘤和非霍奇金淋巴瘤而言，其靶区勾画及照射野的确定均需依赖于原发肿瘤的情况，肿瘤对全身化疗的反应及肿瘤侵犯的范围。

- 扩大野放疗(extended-field radiation therapy, EFRT)曾经被认为是无化疗情况下的根治性治疗手段，多学科联合治疗能使放疗野显著缩小(图 29.1a，表 29.1)。

- 目前累及野放疗(involved-field radiation therapy, IFRT)是放疗的标准治疗手段，同扩大野放疗相比，IFRT 不仅减小了照射野，更为重要的是降低了正常组织的受照剂量 (图 29.1b)。

- 为了进一步缩小照射野和降低正常组织的剂量以期降低后期毒性，目前在一些高度选择的临床研究中正在探索累及淋巴结放疗(involved-node radiation therapy, INRT)的可行性 (图 29.1c)。

- 不同病理类型的霍奇金和非霍奇金淋巴瘤的放疗剂量取决于不同肿瘤的病理、分期、化疗疗效，差别很大，因此本章节将不作讨论，而主要讨论靶区的选择、勾画和照射野设定。

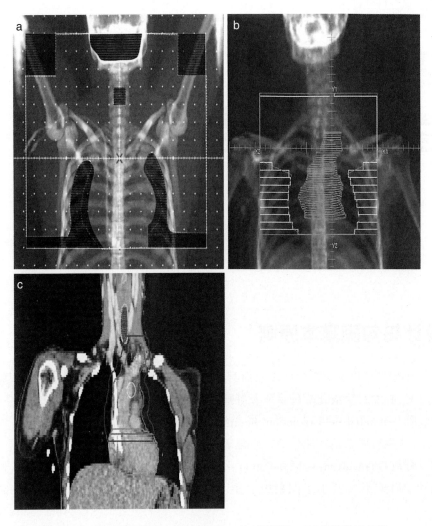

图 29.1　放疗野的演化。(a)扩大野。(b)累及野。(c)累及淋巴结野

表 29.1　扩大放射治疗野的范围和定义

扩大野	定义
斗篷野(mantle)	双侧颈部,锁骨上,腋下,纵隔和肺门(图 29.2a)
小斗篷野(mini-mantle)	不包括纵隔的斗篷野
改良斗篷野(modified mantle)	不包括腋下的斗篷野
倒 Y 野(inverted Y)	腹主动脉旁,双侧盆腔淋巴结+/−脾脏(图 29.2b)
全淋巴结照射(TLI)	斗篷野+倒 Y 野
次全淋巴结照射(SLI)	不包括盆腔的全淋巴结照射

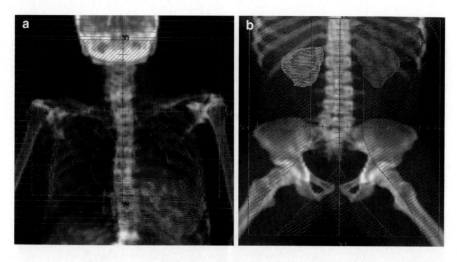

图 29.2 (a)斗篷野的 DRR 图。(b)倒 Y 野的 DRR 图

表 29.2 颈部/锁骨上区域标准累及野的建议边界

上界	乳突尖上 1~2cm
下界	锁骨头下 2cm
内界	如果锁骨上淋巴结未受累,在受累淋巴结被完全包括的情况下,内侧界不超过同侧横突(图 29.3a)
	如果治疗前分期的颈部 CT 提示存在靠近椎体锁骨上淋巴结,则内侧界为对侧横突(图 29.3b)
外侧界	包括锁骨的内侧 2/3

累及野放疗

锁骨/锁骨上区域计划的基本原则

- 整个锁骨区域的治疗野包括单侧和双侧颈部及锁骨上淋巴结引流区,范围从颅底到锁骨头,表 29.2 列出了区域的各边界。
- 为准确显示血管位置,定位时需行增强 CT。
- 模拟定位时患者的体位为仰卧位,颈部过伸,利用热塑面罩固定患者的头部,颈部及肩部。
- 如果以 AP/PA 野治疗,患者仰卧位治疗时,后方需采用铅挡口腔的技术以克服通过口腔的射线分散。

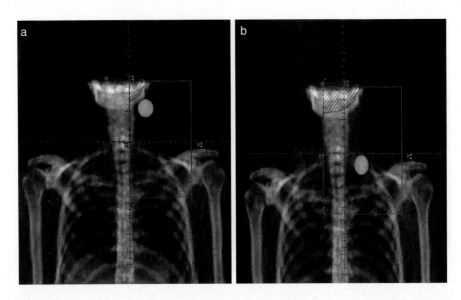

图 29.3　(a)单侧颈淋巴结累及野放疗的 DRR。(b)单侧锁骨上淋巴结累及野放疗的 DRR

- 采用适形放疗时,使脊髓和喉的受照剂量尽可能地低。如果以 AP/PA 野治疗,当最大脊髓剂量超过 36Gy 时,可设后野的颈部脊髓铅挡;当喉部受照剂量达到 18Gy 时可采用喉部的铅挡技术,但当区域内靠近中线的累及淋巴结无法被完整包括时则不考虑喉部铅挡技术。此外,全疗程中也可考虑采用 50%纵向的喉部挡铅技术。
- 表 29.3 可用于合理的挡铅设计和(或)用于适形放疗的参考,可参考 RTOG 发布的颈部淋巴结水平的勾画指南。

单侧颈部/锁骨上区域(图 29.3a 和 29.3b)

双侧颈部/锁骨上区域(图 29.4)

腋下区域计划的基本原则

- 腋下区域标准的累及野包括同侧腋窝,锁骨下和锁骨上淋巴结。照射野边界在表 29.4 中列出。临床实践中如需要避开正常组织时可考虑缩小标准腋下累及野的范围。
- 成年患者的体位固定选用定制的体模,并推荐将双臂举至头顶(图 29.5b)。这样的体位固定可以使腋下淋巴结远离胸壁,从而更好地保护肺脏。

表 29.3　RTOG Ⅰ~Ⅴ区颈部淋巴结勾画边界[2]

淋巴结区	位置	上界	下界	前界	后界	外界	内界
Ⅰ A	颏下	颏舌肌，下颌骨下缘平面	舌骨体切线平面	颏联合，颈阔肌	舌骨体	二腹肌前腹内侧缘	无
Ⅰ B	下颌下腺	下颌舌骨肌，下颌下腺上缘	舌骨体中间平面	颏联合，颈阔肌	下颌下腺后缘	下颌骨内侧面，颈阔肌，皮肤	二腹肌前腹外侧缘
Ⅱ A	颈内静脉上组（前缘至副神经）	C1 椎体侧突下缘	舌骨体下缘	下颌下腺后缘，颈内动脉前缘，二腹肌后腹	颈内静脉后缘	胸锁乳突肌内缘	颈内动脉内侧缘，椎旁肌（肩胛提肌）
Ⅱ B	颈内静脉上组（后缘至副神经）	C1 椎体侧突下缘	舌骨体下缘	颈内静脉后缘	胸锁乳突肌后缘	胸锁乳突肌内缘	颈内动脉内侧缘，椎旁肌（肩胛提肌）
Ⅲ	颈内静脉中组	舌骨体下缘	环状软骨下缘	胸骨舌骨肌后缘，胸锁乳突肌前缘	胸锁乳突肌后缘	胸锁乳突肌内缘	颈内动脉内侧缘，椎旁肌（斜角肌）
Ⅳ	颈内静脉下组	环状软骨下缘	胸锁关节上 2cm	胸锁乳突肌前内缘	胸锁乳突肌后缘	胸锁乳突肌内缘	颈内动脉内侧缘，椎旁肌（斜角肌）
Ⅴ	颈后三角淋巴结区	舌骨体上缘	位于斜方肌后缘的锁骨	胸锁乳突肌后缘	斜方肌前缘	颈阔肌，皮肤	椎旁肌（肩胛提肌，头夹肌）

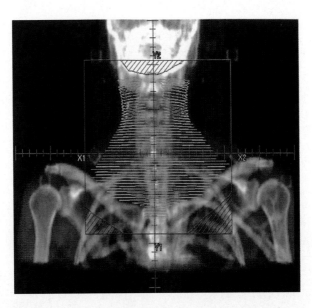

图 29.4　双侧颈部/锁骨上淋巴结累及和甲状腺肿块的累及野放疗的 DRR。采用表 1.2 描述的上界、下界、外侧界治疗双侧颈部、锁骨上区域

表 29.4　腋下标准累及野的建议范围

上界	C5~C6 水平或化疗前病灶上 2cm
下界	肩胛骨下角或最低腋下淋巴结下 2cm
内界	同侧颈椎横突，如果锁骨上淋巴结累及，则包括椎体
外界	腋窝外侧

- 成年患者手臂上举时肱骨头不需要挡铅以免不恰当地挡住了腋下淋巴结引流区。
- 年幼儿童定位时推荐两手叉腰，避免肱骨头的照射，确保骺板的生长发育（图 29.5a）。
- CT 模拟定位可确保准确勾画腋下淋巴结引流区以及合适的铅挡范围[3]。如计划采用适形放疗，需行增强 CT 扫描以便准确勾画血管组织。
- RTOG 对于腋下淋巴结引流区的勾画指南可用于合理的铅挡设计和适形治疗，与标准的腋下淋巴结累及野相比，RTOG 的勾画指南可能缩小照射野的范围（表 29.5）。

纵隔区域计划的基本原则

- 纵隔区域包括纵隔、双侧肺门、双侧锁骨上淋巴结（图 29.6，表 29.6）。
- 适形治疗前的增强 CT 模拟定位能准确定位血管和重要正常组织如心脏等。

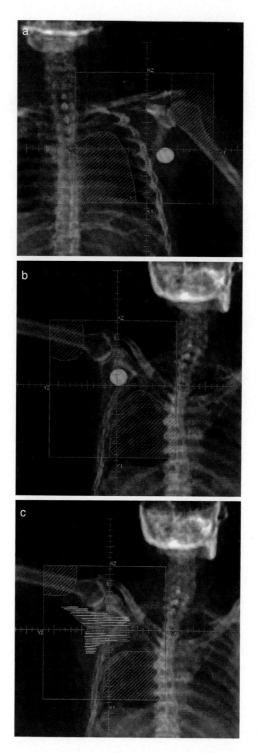

图 29.5　(a)患者双手叉腰时腋窝野的 DRR 图。(b)患者双臂上举时的腋窝野的 DRR 图。注意在这个体位时肱骨头不需要挡铅。(c)采用标准累及野放疗时根据 RTOG 指南勾画的腋窝 CTV 的 DRR 图

表 29.5　RTOG 锁骨上和腋下区域勾画边界

淋巴结水平	上界	下界	前界	后界	外界	内界
锁骨上	环状软骨下缘	头臂干/腋静脉交接处或锁骨头下缘	胸锁乳突肌	斜角肌前缘	上缘:胸锁乳突肌外侧缘 下缘:第一肋/锁骨交接处	除外甲状腺和气管
第一站腋巴淋结	腋静脉经胸小肌侧缘处	第 4,5 前肋胸大肌游离缘	由以下肌肉决定:胸大肌前缘和背阔肌外侧	肩胛下肌前缘	背阔肌前界	胸小肌侧缘
第二站腋巴淋结	腋静脉经胸小肌内侧	腋静脉经过胸小肌侧缘处	胸小肌前缘	肋骨和肋间肌	胸小肌外侧缘	胸小肌内侧缘
第三站腋巴淋结	喙突	腋静脉经过胸小肌中间界	胸大肌后界	肋骨和肋间肌	胸小肌中间界	胸腔入口

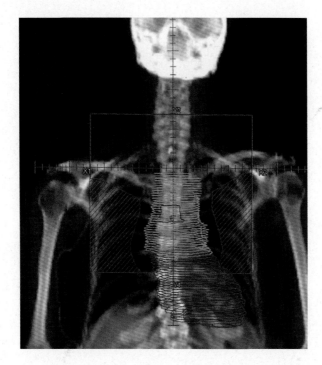

图 29.6 纵隔淋巴结累及的放疗累及野的 DRR 图

表 29.6 纵隔淋巴结引流区标准累及野的建议边界

上界	C5~C6 之间或如果锁骨上区域累及,则为喉的最上缘。上界在化疗前原发病灶上至少 2cm
下界	隆突下 5cm 或化疗前病灶下 2cm
外界	原化疗前病灶旁开 1.5cm
肺门区域	如未累及则肺门旁开 1cm,累及者旁开 1.5cm

- 患者模拟定位时的体位为双手叉腰或放置于体侧。如腋下淋巴结累及,则模拟定位时患者的双臂上举过头。
- 考虑到纵隔放疗后乳腺第二原发肿瘤发生的风险,定位时应将患者乳腺尽量置于旁侧放疗野外并固定,也可以在定位时标记后进行计划计算时以各种方法避免照射。
- 在适形放疗中为了勾画乳腺正常组织作为危及器官,可以 RTOG 乳腺勾画指南作参考[4]。Mountain 和 Dressler 的勾画方法[5]可用于合理的铅挡设计和适形治疗(表 29.7)。

表 29.7 Mountain 和 Dressler 的纵隔勾画边界

淋巴结水平	位置	上界	下界	前界	后界	外界	内界
1R,1L 2R,2L	纵隔最高部位和上气管旁淋巴结	胸骨颈静脉切迹的最上端	主动脉弓上缘	血管后缘(右锁骨下静脉,左头臂静脉)	气管后壁	胸膜	气管中线
3A	血管前淋巴结	胸骨颈静脉切迹的最上端	隆突	胸骨,锁骨头,肋骨	上部:1~2 站的前缘除外大血管;下部:左侧为 6 站前缘,右侧上腔静脉前缘	胸膜	无
3P	气管后淋巴结	胸骨颈静脉切迹的最上端	隆突	气管后缘 上部:1~2 站后缘;下部:4R 和 4L 的后缘	椎体前缘后 1cm 和椎体侧缘	右侧:空气-组织界面 左上:空气-组织界面 左下:主动脉	无
4R	右下气管旁淋巴结	主动脉弓上缘	右上叶支气管(或右肺动脉经过纵隔中部处)	右头臂静脉和上腔静脉,主动脉弓和降主动脉	上部:气管后缘 下部:右主支气管前缘	上部:胸膜 中部:上腔静脉和奇静脉弓内侧 下部:右上叶肺静脉	气管中线

(转下页)

表 29.7（接上页）

淋巴结水平	位置	上界	下界	前界	后界	外界	内界
4L	左下气管旁淋巴结	主动脉弓上缘	左上叶支气管	大血管或主动脉	气管后壁或左主支气管前缘	上部:主动脉弓 中部:升主动脉和降主动脉之间 下部:肺动脉干和（或）左肺动脉	气管中线 下部：右肺动脉和第7站边缘
5	主动脉下	主动脉弓下缘	右肺动脉最大层面处	升主动脉或可见软组织的中点	降主动脉前缘，肺动脉干侧缘、上叶肺静脉和肺动脉干左侧缘	胸膜	第4L站，肺动脉干和左肺动脉
6	主动脉旁淋巴结	主动脉弓上缘	与第5站相同	升主动脉和主动脉弓在前，在外1cm	升主动脉和主动脉弓的前壁，和直到第5站的肺动脉干内侧壁前缘	升主动脉和主动脉弓旁1cm	无
7	隆突下淋巴结	隆突	右中叶支气管起始	4R,4L站,右肺动脉和（或）左上肺静脉	第8站不超过主支气管后壁	右主支气管和左主支气管之间	无
8	食管旁淋巴结	隆突	胃-食管结合部	第7站淋巴结，上部:左主支气管，下部:心脏	降主动脉旁椎体前缘后1cm	胸膜和降主动脉左侧连接处之间	无

（接上页）

表 29.7（接上页）

淋巴结水平	位置	上界	下界	前界	后界	外界	内界
10R,11R	右肺门和叶间淋巴结	右上叶支气管分为段支气管处	右下叶的最上段支气管起源处	空气-组织界面（CT纵隔窗所显示）包括主支气管，叶支气管和肺门血管	空气-组织界面（CT纵隔窗所显示）包括主支气管，叶支气管和肺门血管	空气-组织界面（CT纵隔窗所显示）	上腔静脉外侧界和椎体中线
10L,11L	左肺门和叶间淋巴结	左上叶支气管分出段支气管处	左下叶支气管分支分出段支气管处	左肺动脉后壁	下肺动脉后壁	空气-组织界面（CT纵隔窗所显示）除外主支气管	肺动脉干外侧界和降主动脉外界

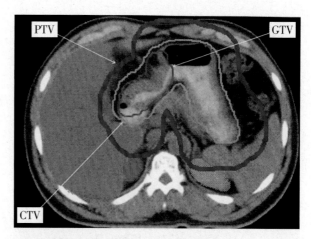

图 29.10　胃淋巴瘤的靶区勾画范围

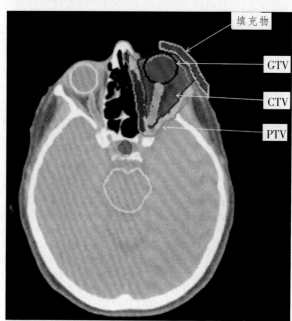

图 29.11　眼眶淋巴瘤的靶区勾画范围

表 29.16 胃、眼眶和副鼻窦淋巴瘤的建议勾画范围

部位	靶区选择和建议勾画范围
胃（图 29.10）	GTV=大体肿瘤 CTV=GTV+从胃食管结合部到胃十二指肠结合的胃部 PTV[a]=CTV+2cm 边界,推荐采用 4DCT 来处理呼吸运动
眼眶（图 29.11）	GTV=大体肿瘤 CTV=GTV+整个眼眶 PTV=CTV+5mm 边界
副鼻窦	GTV=大体肿瘤 CTV=GTV+整个受累及副鼻窦 PTV=CTV+3~5mm 边界,边界大小依据采用的放疗技术而定

[a]PTV 安全边界的大小根据 4D-CT 评估而定,在某些情况下,2cm 的边界对于胃的移动而言并不合适

（俞晓立 译）

参考文献

1. Yahalom J, Mauch P (2002) The involved field is back: issues in delineating the radiation field in Hodgkin's disease. Ann Oncol 13(1):79–83
2. Gregoire V, Levendag P, Ang KK et al (2003) CT-based delineation of lymph node levels and related CTVs in the node-negative neck: DAHANCA, EORTC, GORTEC, NCIC, RTOG consensus guidelines. Radiother Oncol 69(3):227–236
3. Mansur DB, Kong F, El Naqa I et al (2005) CT localization of axillary lymph nodes in relation to the humeral head: significance of arm position for radiation therapy planning. Radiother Oncol 77(2):191–193
4. White J, Tai A, Arthur D et al. Breast cancer atlas for radiation therapy planning: consensus definitions. http://www.rtog.org/CoreLab/ContouringAtlases/BreastCancerAtlas.aspx
5. Chapet O, Kong F, Quint L et al (2005) CT-based definition of thoracic lymph node stations: an atlas from the University of Michigan. Int J Radiat Oncol Biol Phys 63(1):170–178
6. Girinsky T, Ghalibafian M (2007) Radiotherapy of Hodgkin lymphoma: indications, new fields, and techniques. Semin Radiat Oncol 17:2006–2222
7. Girinsky T, Specht L, Ghalibafian M et al (2008) The conundrum of Hodgkin lymphoma nodes: to be or not to be included in the involved node radiation fields. The EORTC-GELA lymphoma group guidelines. Radiother Oncol 88:202–210
8. Girinsky T, van der Maazen R, Specht L et al (2006) Involved-node radiotherapy (INRT) in patients with early Hodgkin lymphoma: concepts and guidelines. Radiother Oncol 79:270–277
9. Eich H, Muller R, Engenhart-Cabillic R et al (2008) Involved-node radiotherapy in early-stage Hodgkin's lymphoma: definition and guidelines of the German Hodgkin Study Group (GHSG). Strahlenther Onkol 184:406–410

第**30**章

软组织肉瘤

Colleen Dickie，Brian O'Sullivan

靶区设计与勾画基本原则

- 软组织肉瘤(soft tissue sarcoma，STS)的系统治疗取决于肿瘤的解剖位置，大小，肿瘤深度(相对于浅筋膜而言)和病理特征。

- 肿瘤的侵犯往往沿肌肉的长轴方向，并且不容易突破原始起源的肌间隔。水肿等可疑的肿瘤周边的改变可能存在隐匿的亚临床病灶。在头脚方向上组织水肿是最为显著的，所以尤其需要将水肿包括在靶区体积内。

- 通常骨、骨间筋膜和主要筋膜组织对于软组织肉瘤而言是天然屏障，不容易被突破，因此在放疗计划设计，尤其是肢体放疗时，需根据这一概念实施对于肢体功能的保护。

- 腹膜后肿块较易长成为大肿块，肿块一开始会推移周围正常组织，发展到后期终会侵犯邻近组织。

- 在某些不彻底的手术切除并存在阳性残留的情况下，放疗的靶区通常要包括所有手术相关的肌肉间隙及其他可能直接累及的组织(图 30.1 和图 30.2)。

- 对于术前放疗的靶区定义，需采用定位 CT 和 MRI 的融合，最好是在治疗体位下的融合，对靶区 GTV 和 CTV 的勾画有帮助(图 30.1 和图 30.2)。

- 假定手术完全切除后的术后放疗的靶区勾画时不存在 GTV，原始 GTV 的部位和术后 GTV 的部位需在定位 CT 上重新定义，可结合术前 CT/MRI 影像(图 30.3 至图 30.5)。

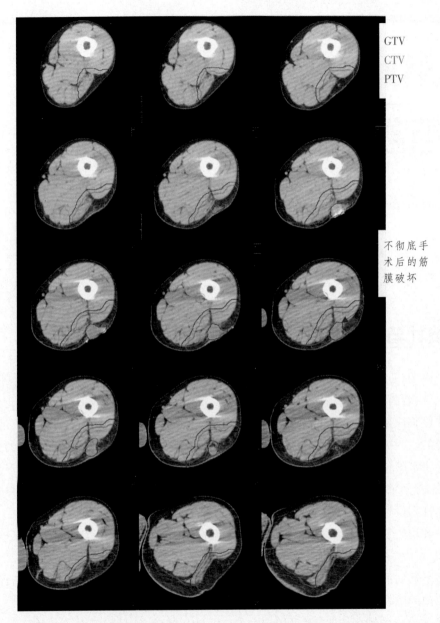

图 30.1　大腿后外侧去分化脂肪肉瘤,T2bN0M0 3 级。由于肿瘤比较表浅,患者接受了不彻底的手术切除,并破坏了股筋膜,但并没有累及深部的筋膜。CT 定位扫描为 2mm 层厚,注意由于不彻底的手术而被破坏的筋膜。图中所显示的是代表性的层面

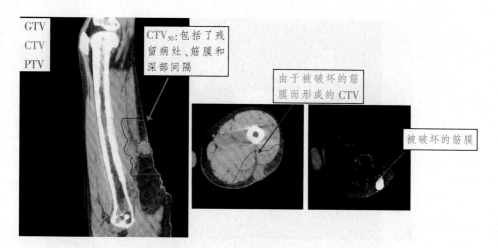

图 30.2　不彻底切除后导致筋膜破坏后的矢状位和横断位的 GTV、CTV 和 PTV 的显示

- 对于术前放疗的病灶,剂量通常为 50Gy,靶区包括 GTV 和 CTV$_{50}$,并需在定位 CT 上逐层勾画(见图 30.1 和图 30.2)。
- 术后放疗的剂量通常为 66Gy(边界阴性,低度恶性肿瘤剂量可为 60Gy),另外需要包括可能存在亚临床病灶的周边组织构成的 CTV(见图 30.3 至图 30.5)。
- 对于未切除的残留病灶,在周围正常组织耐受的情况下,通常的剂量为 70Gy,分次剂量为 2Gy,或等效于 70Gy 的不同分次剂量时的生物剂量。
- 表 30.1 详细列出了肢体软组织肉瘤术前新辅助 IMRT 放疗时的建议 GTV 和 CTV$_{50}$。
- 表 30.2 详细列出了肢体软组织肉瘤术后辅助 IMRT 放疗时的建议 GTV$_{postop}$ 和 CTV$_{66}$。
- 表 30.3 详细列出了腹膜后软组织肉瘤术前 IMRT 放疗时的建议 GTV 和 CTV (剂量 50~50.4Gy)(图 30.6 和图 30.7)。

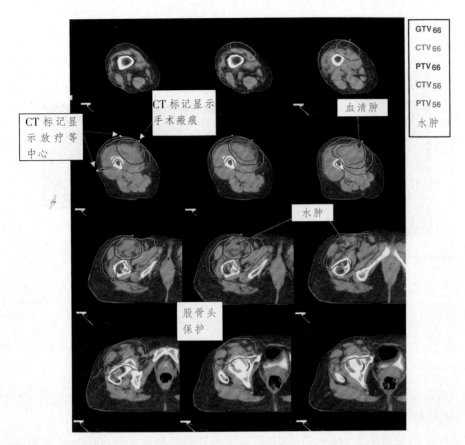

图 30.3　左大腿多形性横纹肌肉瘤,T2bN0M0 3 级，因术后切缘离正常组织过近因此接受了术后放疗。CT 模拟扫描的层厚为 2mm,水肿位于 postopGTV 的表面,勾画后包括在 CTV_{56} 靶区内,在代表层面显示。在整个靶区内,CTV_{56} 靶区的勾画受限于股骨头和其他骨组织。在某些情况下如果皮下组织有侵犯时,需在瘢痕处加用补偿物来提高治疗剂量(例:50Gy)

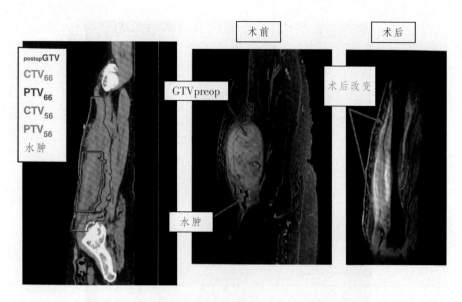

图 30.4　该病例术后放疗靶区体积的矢状位 CT 模拟图像和相应的术前和术后 MRI 影像。CTV$_{56}$ 定义为水肿和术后改变，通常 PTV 外放 0.5~1cm 边界。此外，术前的影像非常重要，推荐将术前和术后的影像融合后清楚分辨肿瘤的侵犯范围，以便更确切地勾画 $_{postop}$GTV

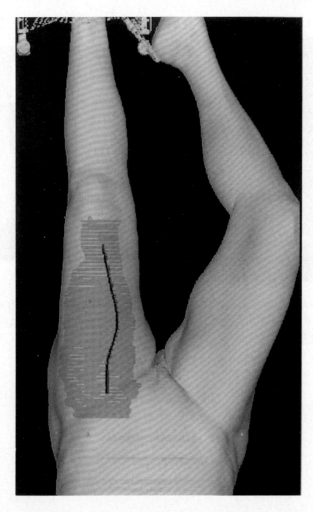

图 30.5 数字 CT 重建的影像显示了皮肤上的手术瘢痕和 PTV_{56} 的大概范围（浅蓝色区域），瘢痕完全位于 PTV 内

表 30.1　**术前肢体 STS 的建议靶区范围**

靶区范围	定义和描述
GTV	体检和影像学所见的大体肿瘤，建议采用定位 CT 相同体位的 T1 加权增强 MRI，并将 MRI 和定位计划 CT 融合以更好分辨 GTV
CTV_{50*}	所有存在亚临床播散风险的区域，包括 GTV 周边的组织和病理反应，如水肿等
	长轴方向包括 GTV+4cm 组织范围，横向边界包括周边 1.5cm，某些解剖结构如骨和筋膜可视为天然屏障而自然成为 CTV 的边界
	可疑的肿瘤周边水肿，在 T2 加权像上分辨率更好，可能存在显微镜下转移，需要单独勾画并考虑一定边界(通常 1~2cm)
	在"不充分切除"的情况下，CTV 应包括所有 $_{postop}$GTV 或任何残留肿瘤 GTV+所有手术涉及的组织和破坏的筋膜+长轴方向 4cm 边界，横向边界 1.5cm 边界
PTV_{50*}	CTV_{50}+0.5~1cm，遵循不同医疗机构的治疗方案和步骤

* 建议大体肿瘤的治疗剂量是 2Gy/次，总量 50Gy

表 30.2 术后肢体 STS 的建议靶区范围

靶区范围	定义和描述
$_{postop}$GTV	$_{postop}$GTV 需要参考肿瘤的原发部位
	在定位 CT 影像上勾画靶区时需要仔细检查术前的影像学资料以确保将原始肿瘤床全部包括在靶区内
CTV$_{66*}$（下标数字代表放疗剂量）	CTV$_{66}$ 包括所有 $_{postop}$GTV+所有术后改变，包括长轴方向上的 1~2cm 边界和横截面的 1.5cm 边界。以上范围能较好包括手术涉及组织、瘢痕和引流区
PTV$_{66*}$	CTV$_{66}$+0.5~1cm，遵循不同治疗中心的治疗方案和步骤
CTV$_{56*}$	所有存在亚临床播散风险的区域，包括 GTV 周边的组织和其他手术涉及的组织
	长轴方向包括 GTV+4cm 组织范围，横向边界包括周边 1.5cm，某些解剖结构如骨和筋膜可视为天然屏障而自然成为 CTV 的边界。其他手术涉及的组织、瘢痕和引流区如未包括在 CTV$_{66}$ 内，则给予 1~2cm 边界包括在 CTV$_{56}$ 中
	可疑的肿瘤周边水肿，需要单独勾画并考虑一定边界。例如手术涉及的组织，最为可靠的是通过术后最新的 MRI 观察
	通过和手术医生的密切沟通和对术后病理及手术报告的仔细复习有助于决定血清肿、淋巴囊肿和血肿是否要包括在靶区内
PTV$_{56*}$	CTV$_{56}$+0.5~1cm，遵循不同治疗中心的治疗方案和步骤

表格描述了同期加量技术，另外可替代的方案是更为传统的缩野技术，所有亚临床灶给予 50Gy/25 次，采用第二程放疗方案加量 16Gy/8 次

* 高危亚临床病灶剂量：2Gy/次~66Gy；低危亚临床病灶剂量：1.69Gy~56Gy

表 30.3 腹膜后 STS 的建议靶区范围

靶区范围	定义和描述
GTV[a]	体检和影像学所见的大体肿瘤
CTV	所有存在亚临床播散风险的区域
	长轴方向包括 GTV+2cm 组织范围，横向边界包括周边 0.5~2cm，不包括某些解剖屏障和重要器官。例如，肿瘤靠近肝组织，则肝内边界为 0.5cm 的肝组织，而肿瘤后方需包括 2cm 边界以包括脂肪组织和血管
	如对侧肾脏功能正常，则可考虑牺牲同侧肾脏，在这种情况下，对侧肾脏的剂量需尽量低
	其他重要脏器包括小肠、肝脏、脊髓和肺
PTV	CTV+0.5cm，遵循不同治疗中心的治疗方案和步骤

[a] 推荐大体肿瘤的剂量范围为 50Gy/25 次~50.4Gy/28 次

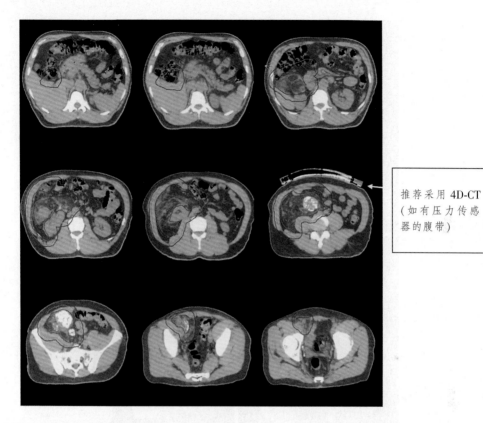

推荐采用 4D-CT
（如有压力传感
器的腹带）

图 30.6 　未分化多形性腹膜后肿瘤，靠近十二指肠、右肾和髂血管的右侧腹腔,T2bN0M0。CT 扫描层厚 2mm。图中显示了代表层面。注意只有小部分肝脏包括在 CTV 和 PTV 区域内,肿瘤内多灶性的钙化病灶用作每天 IMRT 的图像引导,推荐采用 4D-CT

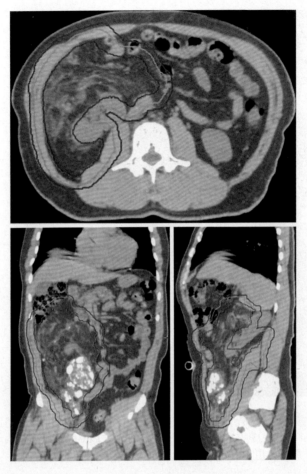

图 30.7　轴位、冠状位和矢状位显示右侧腹腔的 STS。注意小肠被肿瘤推移后的位置变化，可以避免过多照射，这也是术前放疗的一大优势

（俞晓立　译）

第31章
儿童肉瘤

Arthur K. Liu, Arnold C. Paulino

Ewing 肉瘤
靶区设计与勾画基本原则

- 肿瘤的确定依赖于体检、CT 扫描(明确是否存在骨侵犯)、MRI 扫描(明确是否存在软组织侵犯)以及 PET/CT。
- CT 模拟时的固定体位依不同肿瘤部位而定。如为盆腔原发病灶，则采用真空气垫或 Alpha Cradle 等固定装置固定盆腔和大腿,如为胸部原发病灶,则患者双手上举,采用真空气垫、Alpha Cradle 或 Wing 板等固定。
- 靶区体积包括化疗和手术前呈现的原始肿瘤范围(GTV_1、CTV_1、PTV_1)和化疗及术后所缩小的肿瘤体积(GTV_2、CTV_2、PTV_2)。见表 31.1 所述的靶区定义。建议的剂量(根据 Children's Oncology Group Protocol AEWS1031 研究方案)在表 31.2 中呈现。图 31.1 显示了 1 例盆腔 Ewing 肉瘤的靶区范围和体积。

表 31.1 Ewing 肉瘤靶区定义

原始靶区和体积	定义和描述
GTV_1	化疗和手术前的大体肿瘤组织(包括未切除的肿大淋巴结),如肿瘤生长至体腔,如盆腔和胸腔内,经化疗后有退缩,GTV_1 可按照化疗后的肿瘤范围和体积勾画
CTV_1	GTV_1+1cm,CTV_1 包括肿瘤累及(临床和病理)的淋巴引流区
PTV_1	CTV_1+不同治疗中心摆位边界
体积缩减后	
GTV_2	诱导化疗后的残留肿块,对于根治性放疗,包括所有起始存在侵犯的骨组织区域
CTV_2	GTV_2+1cm
PTV_2	CTV_2+不同治疗中心摆位边界

表 31.2 Ewing 肉瘤的放疗剂量(分次量为 1.8Gy)

	$PTV_1(Gy)$	$PTV_2(Gy)$
根治性放疗(椎体)	45(45)	10.8(5.4)
化疗后 CR 的骨外病变	50.4	
术后镜下残留,坏死灶>90%	0	50.4
术后镜下残留,坏死灶<90%	50.4	0
术后大体肿瘤残留	45	10.8

横纹肌肉瘤
靶区勾画和计划的基本原则

- 肿瘤的确定依赖于体检、CT 扫描(明确是否存在骨侵犯)、MRI 扫描(明确是否存在软组织侵犯)以及 PET/CT。
- CT 模拟时的固定体位依不同肿瘤部位而定。如为头颈部原发病灶,则需固定头部和肩部,例如采用 Med-Tec 的 S 框;如为肢体病灶,则需采用真空气垫、Alpha Cradle 固定患肢同时要兼顾放疗时可能的入射角度。
- 靶区体积包括化疗和手术前呈现的原始肿瘤范围(GTV_1、CTV_1、PTV_1)和化疗及术后所缩小的肿瘤体积(GTV_2、CTV_2、PTV_2)。见表 31.3 所述的靶区定义。建议的剂量见表 31.4。图 31.2 和图 31.3 显示了中耳和手部的横纹肌肉瘤的靶区范围。

推荐阅读

Curtis AE, Okcu MF, Chintagumpala M et al (2009) Local control after intensity-modulated radiotherapy for head-and-neck rhabdomyosarcoma. Int J Radiat Oncol Biol Phys 73:173–177

Donaldson SS (2004) Ewing sarcoma: radiation dose and target volume. Pediatr Blood Cancer 42:471–476

Donaldson SS, Torrey M, Link MP et al (1998) A multidisciplinary study investigating radiotherapy in Ewing's sarcoma: end results of POG # 8346. Pediatric Oncology Group. Int J Radiat Oncol Biol Phys 42:125–135

Lin C, Donaldson SS, Meza JL et al (2012) Effect of radiotherapy techniques (IMRT vs. 3D-CRT) on outcomes in patients with intermediate-risk rhabdomyosarcoma enrolled in COG D9803-A report from the Children's Oncology Group. Int J Radiat Oncol Biol Phys 82:1764–1770

McDonald MW, Esiashvili N, George BA et al (2008) Intensity-modulated radiotherapy with use of cone-down boost for pediatric head-and-neck rhabdomyosarcoma. Int J Radiat Oncol Biol Phys 72:884–891

Wolden SL, Wexler LH, Kraus DH et al (2005) Intensity-modulated radiotherapy for head-and-neck rhabdomyosarcoma. Int J Radiat Oncol Biol Phys 61:1432–1438

第 32 章

儿童中枢神经系统肿瘤

Jeffrey C. Buchsbaum, Arnold C. Paulino

髓母细胞瘤
靶区设计与勾画基本原则

- 质子放疗、调强放射治疗和三维适形放射治疗技术都是髓母细胞瘤的全脑全脊髓照射（craniospinal irradiation, CSI）、加量照射的标准技术。但无论使用何种技术，准确的靶区勾画都是十分重要的。

- 为明确疾病的诊断分期和制定治疗计划，需进行详细的体格检查，相应的影像学检查（包括术前、术后脑与脊髓的 MRI 扫描，包括平扫和增强，腰椎穿刺术获得的脑脊液细胞学检查都是需要的。

- 治疗前进行平扫 CT 模拟定位，以帮助 GTV 靶区勾画和全脑全脊髓照射 CTV 的确定（详见表 32.1）。在未注射造影剂的情况下，颅外的正常组织结构一般也能顺利勾画。根据各中心的具体情况，决定是否使用造影剂；若无进行 MRI 扫描的条件，推荐使用造影剂进行定位。放疗计划系统的层厚往往是限制因素。层厚越薄，进行图像引导时参照的 DRR 图的精度越高。

- 患者若取仰卧位，则需要面罩和体模（如 Alpha Cradle, Vaculock bag）进行体位固定。如取俯卧位，需在治疗床上放置垫块以帮助固定头面部。在麻醉的情况下，俯卧的患者常常需要进行气管插管；仰卧位的患者可选用喉罩和鼻导管等技术辅助呼吸。俯卧位和仰卧位的技术在多个一流的临床肿瘤中心均有应用，但是越来越多的中心采用仰卧位技术。

- 放射治疗的靶区包括 CSI 野和加量照射野。

- MRI 和 CT 融合常常不让人满意，需要逐层在定位 CT 上核对在 MRI 上勾画的靶区，以确保无误。可允许脑干和视交叉在融合 MRI/CT 上存在有轻微的误差。

- 多年来,全脊髓照射野的下界问题一直是争议的焦点。推荐使用脊髓 MRI 显示硬膜囊的下界作为脊髓野的下界。
- 关于加量照射野,目前仍有一项正在进行的随机对照试验,比较加量照射瘤床及周围组织和照射整个后颅窝的差异（表 32.2）。图 32.1 和图 32.2 分别展示了 2 个加量野设计的情况。

表 32.1　全脑全脊髓照射野的靶区勾画推荐

靶区	定义和描述
GTV$_{CSI}$	在全脑全脊髓照射时,通常不定义 GTV
CTV$_{CSI}$	全脑全脊髓的靶区常常包括硬脑膜外缘外放 5~8mm。筛板区应在照射野之内,至少包括 5mm 的边界。由于理论上脊髓可在椎管内移动,所以 CTV 常定义为整个颅腔和整个椎管的范围,直至硬膜囊下缘,外放至少 5~8mm 的边界。对于生长发育期的儿童,照射野应包括整个椎体,以防止将来脊椎生长不对称产生畸形。因此,所有椎体和斜坡均包含于照射野内。详见图 32.3。照射野可不包全骶骨的外缘,以保护骶髂关节。对于已完成生长发育的成年人,CTV$_{CSI}$ 的勾画如图 32.4 和图 32.5
PTV$_{CSI}$	根据患者每日体位的变化情况,酌情在 CTV 上外扩 3~5mm,这个问题需与物理师讨论,因为在某些治疗中心,为保证剂量计算的的准确性,照射野的宽度需限制在较小的范围内。对于光子照射而言,治疗野的宽度在 4cm 内较好,但仍可在一定范围内调节

髓母细胞瘤的瘤床加量

表 32.2 无高危因素患者后颅窝瘤床加量的靶区勾画推荐

靶区	定义和描述
GTV$_{boost}$	包括瘤床和任何肉眼残留病灶(包括 MRI 上可见的大体肿瘤区域和空腔)。手术过程本身导致的组织缺损不需包括在勾画的术后残腔中(如术中经过、瘤床以外的路径)。有部分研究支持单纯照射"瘤床",而不是后颅窝的安全性(如 St.Jude 中心的 SJMB96 研究)
CTV$_{boost}$	CTV$_{boost}$ 应包括 GTV 外放 1~1.5cm 边界的范围。临床上,肿瘤周围的正常组织往往影响 CTV 的外扩,其中包括脑干、颅骨、骨幕。由于脑干可被侵犯,所以邻近肿瘤床的脑干可部分包含在 CTV 内,但该部分不超过 2~3mm
PTV$_{boost}$	CTV$_{boost}$+3~5mm。这根据每个中心的具体情况而定

髓母细胞瘤的后颅窝加量
后颅窝加量的靶区设计与勾画基本原则

- 后颅窝的前界应包括后床突。后颅窝加量范围应包括整个后颅窝的内容物以及小脑天幕,小脑天幕可作为分隔天幕上大脑和后颅窝的天然机械屏障。
- 整个脑干应包括在 CTV 内。
- 详细描述请见 www.qarc.org/cog/ACNS0331Altas.pdf for clarification。如图 32.6 至图 32.8 所示。

室管膜瘤
靶区设计与勾画基本原则

- 质子放疗、调强放射治疗和三维适形放射治疗技术都是室管膜瘤的标准治疗技术。无论使用何种技术,准确的靶区勾画都是十分重要的。
- 为明确疾病的诊断、分期和制定治疗计划,需进行详细的体格检查和相应的影像学检查。除非有禁忌证,所有患者均应进行脑和脊髓的 MRI 增强扫描,推荐层厚 1~3mm。手术前应进行基线的影像学检查,而且在手术后进行影像学检查同样重要。
- 同时应进行 CT 扫描,并与术前、术后的 MRI 进行图像融合,以指导 GTV 和 CTV 的勾画。使用更薄的层厚进行 DRR 图像扫描,可提高图像引导放疗时的精确性。图 32.9 至图 32.12 显示 1 例 18 月龄的室管膜瘤患儿的靶区勾画情况。模拟 CT 的扫描范围推荐从颅顶扫描至肩

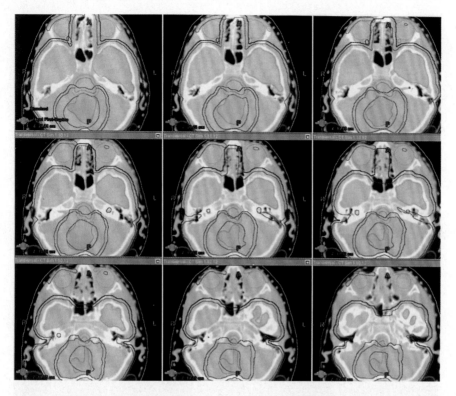

图 32.1　无高危因素的髓母细胞瘤。CT 模拟采用 1.5mm 层厚。注:筛板处的靶区覆盖为 6mm(PTV-钴蓝色线)。并注意脑干的勾画。患者的治疗为质子治疗,体位为仰卧位,采用斜野照射以避免前面眼球的区域受到照射。脑脊髓区的 CTV(红色线)外扩至覆盖整个颅底骨质体积。后颅窝的术后 GTV-高亮蓝紫色线

关节水平。

- 通常需要制作面罩进行体位固定。患者通常采用仰卧位进行定位。考虑到部分患儿年龄较小,难以配合,可能需要应用麻醉以协助定位。

- GTV 通常包括术前大体肿瘤和术后残腔。CTV 须在定位 CT 上逐层勾画。目前诊疗常规是根据 COG ACNS0121 指南。这是依据一系列 St. Jude 发表的文献报道。CTV 在 GTV 上外扩 10mm。根据每个中心的具体情况,在 CTV 上外扩 3~5mm 为 PTV。详见表 32.3。

- 需要注意的是,初始治疗后仍有较大的残留病灶,需考虑再次手术切除。这在一些有经验的治疗中心并不是少有的情况,因为患者的生存往往与手术的切除程度相关。

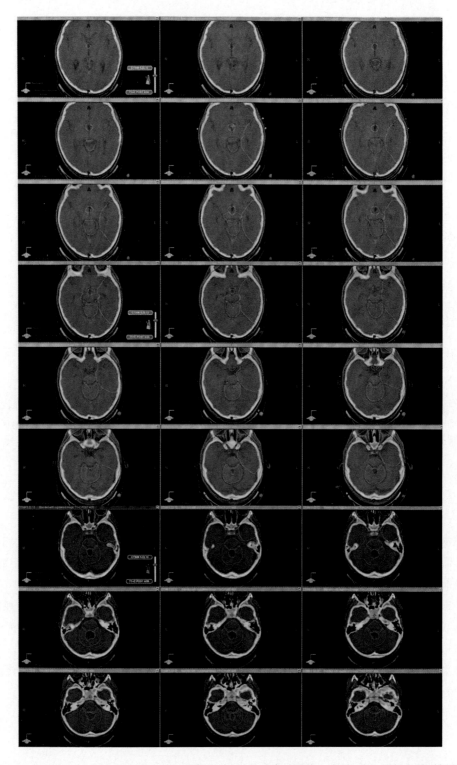

图 32.2　与图 32.1 为同一例患者。MRI 图像与计划 CT 融合后图像。术后 GTV-浅绿色线(转下页)

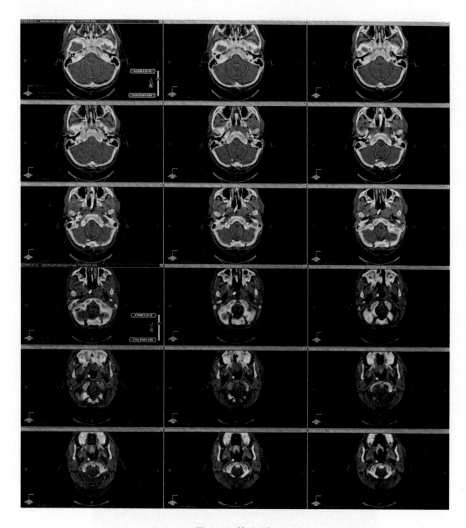

图 32.2(接上页)

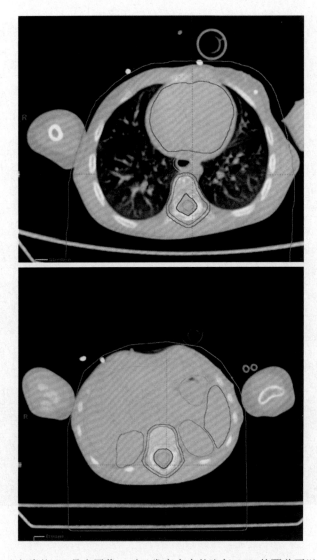

图 32.3　发育期少年脊柱 CT 骨窗图像。对已发育完全的少年 CTV 的覆盖可以不包括整个椎体

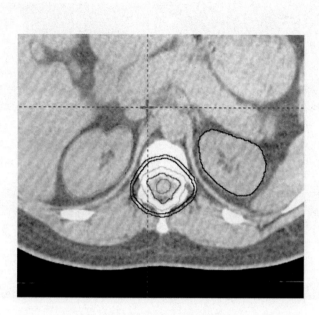

图 32.4　对已发育完全的少年,脊柱野的 CTV(CTV-蓝色线)和 PTV(PTV-紫色线)可以不包括整个椎体,前界在椎体前缘的后面

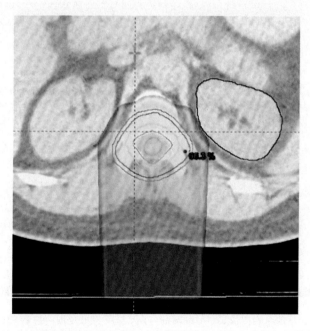

图 32.5　IMRT 和质子治疗计划的剂量线可以很好地与靶区形状适形,避免危及器官的照射。图示的病例中,经治医师是需要避免双侧肾脏的照射

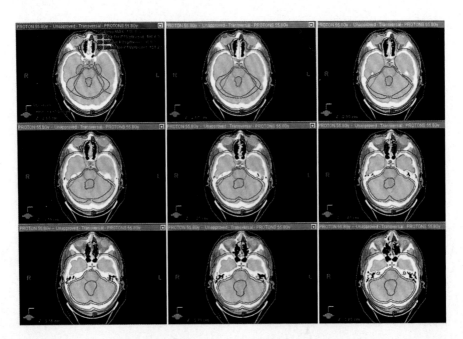

图 32.6 计划 CT 显示后颅窝的多个勾画层面。CTV 是后颅窝(里层的橘红色线),CTV 外扩 3~5mm 边界成为 PTV(外层的橘红色线),肿瘤床–红色线

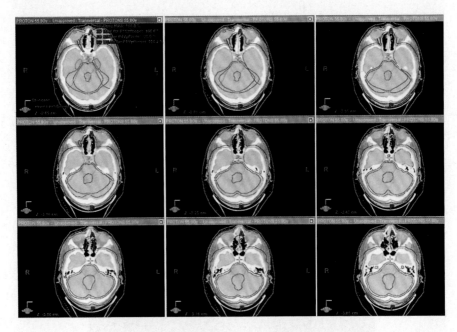

图 32.7 MRI 与 CT 融合后的系列图像显示后颅窝的勾画。与图 32.6 是同一患者。MRI 图像的应用很重要。CTV 是以天幕为边界。CTV 即为后颅窝(橙色线),CTV 外加 3~5mm 边界生成 PTV(橘红色线)。肿瘤床–红色线(转下页)

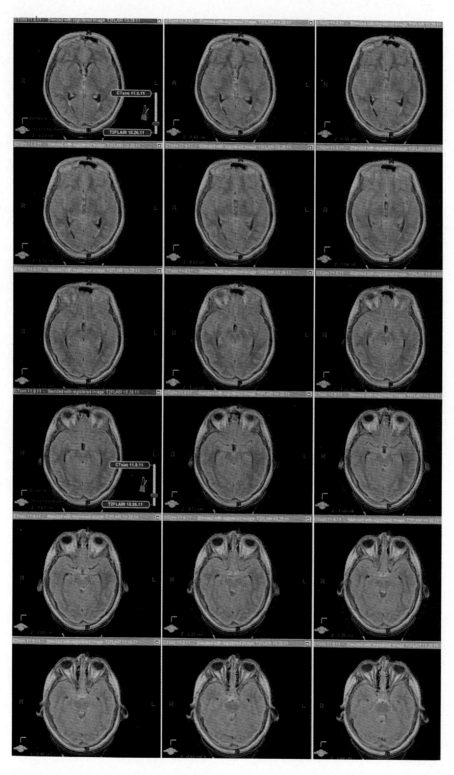

图 32.7(接上页)

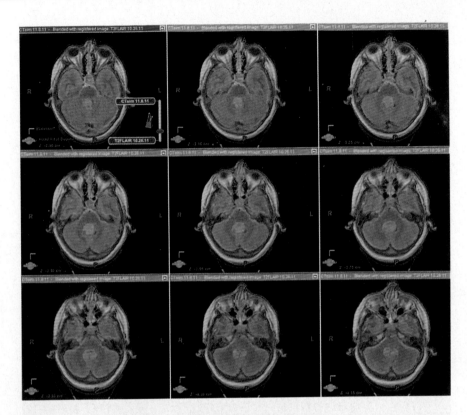

图 32.7(接上页)

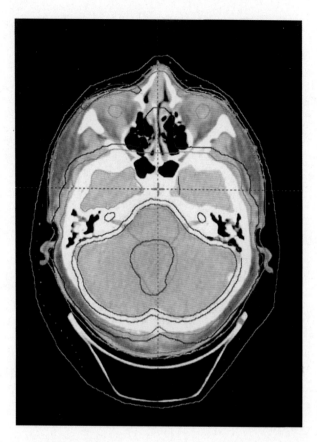

图 32.8　后颅窝在耳蜗水平的勾画(蓝紫色线)。注:紫色线标示的脑脊髓 PTV 覆盖了整个颅底骨质,也覆盖了部分的筛板区域,并保证其有 5mm 边界的覆盖。脑脊髓 CTV–绿色线

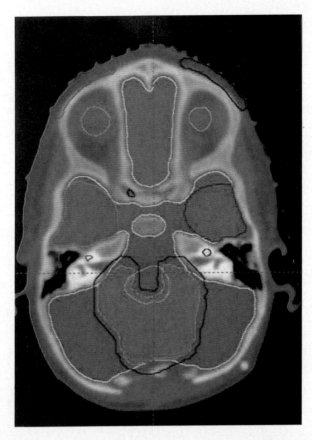

图 32.9 18 月龄的室管膜瘤患儿的靶区勾画示意图。注：由于手术原因，导致颅骨表面凹陷，与术前影像有不同。注：脑干与肿瘤关系密切，但肿瘤尚未完全侵犯脑干，因此考虑 CTV 包括 3mm 的脑干。还需注意的是，该名患儿的额叶体积。若使用全脑全脊髓照射的对穿野，或白血病患者的治疗时，则需治疗整个大脑半球。CTV-橙色线，PTV-紫色线

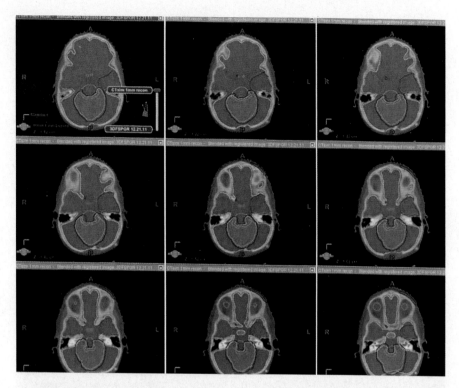

图 32.10 18 月龄的室管膜瘤患儿的靶区勾画图的逐层展示。注意在制定放疗计划时,下丘脑、颞叶、海马和耳蜗应尽量避免照射,常常使用 IMRT 和质子放疗以避免这些重要器官的照射

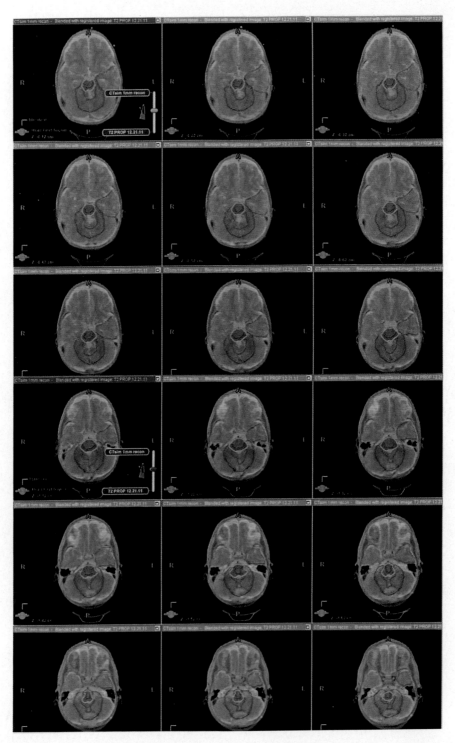

图 32.11　18 月龄的室管膜瘤患儿的靶区勾画图（MRI 融合图像）。注意：脑干–水蓝色线

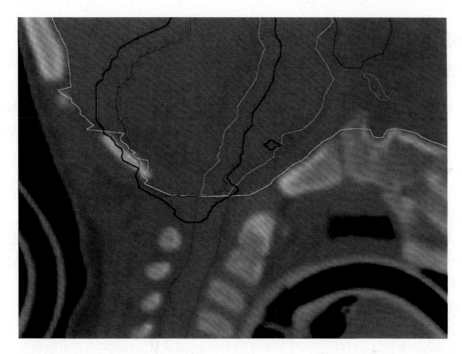

图 32.12　同一病例的靶区勾画图-矢状位观。PTV_{54}-紫色线,$PTV_{59.4}$-粉色线,脊髓-棕色线,脑干-水蓝色线

表 32.3　室管膜瘤的靶区勾画推荐

靶区	定义和描述
GTV	GTV 通常定义为手术后的残腔和任何大小的手术残留灶。如残留灶较大,从患者的利益出发,应考虑再次手术切除,参考术前影像学检查,可有助于勾画手术切除部分的体积,使 GTV 更真实地反映肿瘤的体积。总之,GTV 应包括肿瘤术前病灶、术后残留灶的体积
CTV_{54} 和 $CTV_{59.4}$	CTV 通常在 GTV 基础上外扩 10mm。外扩时应考虑正常解剖屏障,如骨质、骨幕等。在放疗 54Gy 后应缩野,以减少后颅窝室管膜瘤的脊髓照射剂量。初始治疗野为 CTV_{54},缩野加量野为 $CTV_{59.4}$。在 $CTV_{59.4}$ 中应去除 CTV_{54} 和脊髓间的重叠区域,以防止脊髓损伤
PTV_{54} 和 $PTV_{59.4}$	PTV 通常在 CTV 基础上外扩 3~5mm,但是 $PTV_{59.4}$ 通常在往下的方向(脊髓方向)不外扩

精原细胞瘤
靶区设计与勾画基本原则

- 质子放疗、调强放射治疗和三维适形等形式的容积放疗计划都是单纯精原细胞瘤的标准治疗技术。这些容积计划的实施可以有多种技术,但无论使用何种技术,准确的靶区勾画都是十分重要的。详见图 32.13 至图 32.15。

- 为明确疾病的诊断、分期和制定治疗计划,需进行详细的体格检查和恰当的影像学检查,正如髓母细胞瘤一样。除非有禁忌证, 所有患者应进行脑和脊髓的 MRI 增强扫描, 最佳层厚 1~3mm。化疗前、化疗后高质量的影像学检查是十分重要的。

- 平扫的 CT 模拟可协助确定脑室的体积和原发肿瘤的体积。若医院内无 MRI,也可进行增强的 CT 模拟定位。CT 的层厚越薄越好,最佳的层厚为 1mm。扫描的层厚越薄,DRR 图像的质量越高。为避免治疗过程的偏差,推荐采集从颅顶至肩关节的 CT 图像。为精确地重建脑室的解剖结构,我们需获得尽可能高质量的 CT 图像。

- 患者通常采取仰卧位,面罩固定。

- 肿瘤靶区包括化疗前、化疗后的大体肿瘤体积和脑室。正常组织包括邻近的有精细结构的脑区(听力相关结构,内分泌系统,视通路,记忆及学习通路和脑干)。

- 在治疗的过程中,我们常常需要采集高对比的 CT,以评估脑室形状的稳定性以及肿瘤的反应性。推荐在脑室放疗期的最后 1 周进行 CT 评估,以帮助后程加量计划的设计。

- 目前, 精原细胞瘤放疗规范是治疗整个脑室和初始肿瘤体积, 并外扩 1.5cm 作为 CTV 脑室($CTV_{ventricles}$),剂量为 24Gy/16 次。随后加量,对于化疗后残留肿瘤外扩 1~1.5cm 作为 CTV_{boost},剂量为 21Gy/14 次。根据每个治疗中心的常规,在 CTV 上外扩 3~5mm 作为 PTV。具体见表 32.4。

- 精原细胞瘤的另一个治疗选择是,在诱导化疗后进行放射治疗。在 1 例诱导化疗后完全退缩的病例中(MRI 评估),我们对治疗前肿瘤的位置外扩 1~1.5cm 作为 CTV,给予 30Gy/20 次的放疗。若诱导化疗后获得部分缓解或疾病稳定,我们则先对整个脑室系统给予放疗,随后对化疗后残留肿瘤给予加量治疗。

- 对于有软脑膜播散的颅内精原细胞瘤,需进行全脑全脊髓放疗(CSI),CSI 的靶区勾画参考髓母细胞瘤。

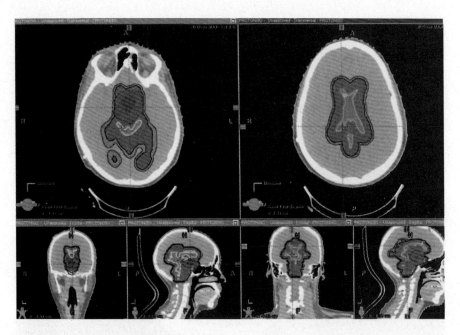

图 32.13　1 例蝶鞍上精原细胞瘤患者的全脑室放疗计划。$CTV_{ventricles}$–蓝色线,$PTV_{ventricles}$–紫色线,GTV–粉红色线,PTV_{boost}–红色线

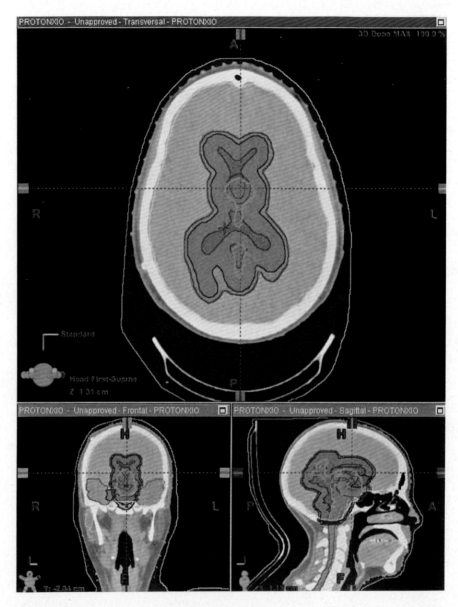

图 32.14　全脑室放疗靶区勾画(横断位、冠状位、矢状位)。定位时脑室的体积–红色线。治疗前肿瘤体积–绿色线,CTV$_{ventricles}$–蓝色线,PTV$_{ventricles}$–紫色线,大脑–黄色线,脑干–水蓝色线

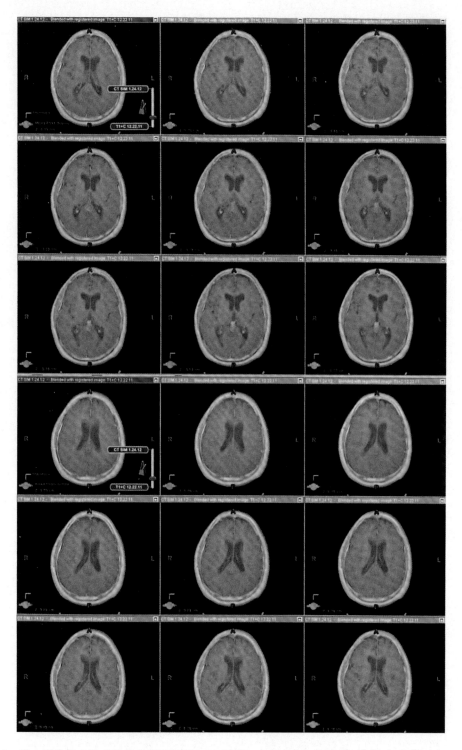

图 32.15　另 1 例患者全脑室放疗的靶区勾画(MRI 图像)。如图:脑室–红色线,肿瘤–红色线,CTV$_{\text{ventricles}}$–绿色线,PTV$_{\text{ventrilces}}$–水蓝色线,CTV$_{\text{boost}}$–蓝色线,PTV$_{\text{boost}}$–紫色线(转下页)

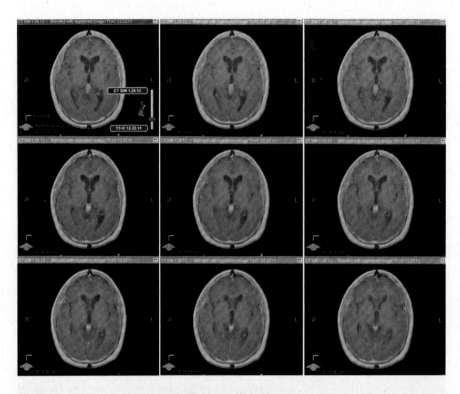

图 32.15（接上页）

表 32.4　精原细胞瘤全脑室及加量放疗的靶区勾画建议

靶区	定义和描述
GTV	GTV 定义为原发肿瘤,通常位于松果体或蝶鞍上区
$CTV_{ventricles}$ 和 CTV_{boost}	$CTV_{ventricles}$ 通常定义为整个脑室系统和原发肿瘤的区域,并外放 10~15mm 当然,外扩时应考虑天然的解剖学屏障(如颅骨、骨幕等)。对于全脑室放疗,对于脑室的定义往往具有差异性,尤其是对脑干前方的脑脊液间隙。由于对脑室的放疗剂量十分低,这项技术又是从全脑全脊髓演变而来的,所以还是相当安全的。CTV_{boost} 是在 GTV 的基础上外放 10~15mm
$PTV_{ventricles}$ 和 PTV_{boost}	根据每个治疗中心的常规,PTV 通常在 CTV 基础上外放 3~5mm

(区晓敏　译)

推荐阅读

Merchant TE, Li C, Xiong X et al (2009) Conformal radiotherapy after surgery for paediatric ependymoma: a prospective study. Lancet Oncol 10:258–266

Paulino AC, Mazloom A, Teh BS et al (2011) Local control after craniospinal irradiation, intensity-modulated radiotherapy boost, and chemotherapy in childhood medulloblastoma. Cancer 117:635–641

Raggi E, Mosleh-Shirazi MA, Saran FH (2008) An evaluation of conformal and intensity-modulated radiotherapy in whole ventricular radiotherapy for localized primary intracranial germinomas. Clin Oncol (R Coll Radiol) 20:253–260

Roberge D, Kun LE, Freeman CR (2005) Intracranial germinoma: on whole-ventricular irradiation. Pediatr Blood Cancer 44:358–362

Wolden SL, Dunkel IJ, Souweidane MM et al (2003) Patterns of failure using a conformal radiation therapy tumor bed boost for medulloblastoma. J Clin Oncol 21:3079–3083

索 引